W0290120

Pflegediagnose nach Böhm

Ein Konzept zur Befindensverbesserung von Patienten und Pflegepersonal

Erwin Böhm

Pflegediagnose nach Böhm

Ein Konzept zur Befindensverbesserung von Patienten und Pflegepersonal

Recom Verlag Basel

Einige Passagen in diesem Buch sind an Formulierungen aus dem Buch des gleichen Verfassers «Verwirrt nicht die Verwirrten», Psychiatrie-Verlag, 1988, angelehnt (siehe auch Anzeige am Ende dieses Buches).
Wir danken für die freundliche Genehmigung

CIP-Kurztitelaufnahme der Deutschen Bibliothek

Böhm, Erwin:
Pflegediagnose nach Böhm : Ein Konzept zur Befindensverbesserung von Patienten und Pflegepersonal / Erwin Böhm. – Basel : Recom-Verl., 1989
ISBN 3-315-00069-7

Printed in Switzerland by Reinhardt Druck Basel
ISBN 3-315-00069-7

Inhaltsverzeichnis

Seite

Vorworte 7

Teil 1
Zwanzig Jahre Systempflege nach Böhm – ein pflegepolitisches Resümee

1. Änderung der ritualisierten Ordnung 20
1.1 Urheber Religion und Ethik 23
1.2 Mutterrolle und Verfängnis 25
1.3 Die Umstrukturierung der Gesellschaft – ein neues Weltbild entsteht 27
1.4 Zusammenfassung 29
2. Ist-Zustand/Soll-Zustand 30
3. Pflegestruktur nach Böhm 33
3.1 Bedürfnispflege 34
3.2 Theorie der aktivierenden Pflege 37
3.3 Das Pflegeprozeßmodell nach Böhm – die Innovation der Krankenpflege durch das Pflegeprozeßmodell 38
3.4 Der Pflegeprozeß aufgrund einer pflegerischen Diagnose 42
3.5 Pflegediagnose und ihre Deutungsmöglichkeit 56
3.6 Pflegediagnose subjektiv/objektiv 56
3.7 Pflegeziele 59
3.8 Die Planung der Pflegemaßnahmen und deren Durchführung 63
3.9 Kustodiale versus aktivierende Pflege 63
3.10 Fallbeispiele 69

Teil 2
Kausales zur Pflegediagnose

1. Medizinische und pflegerische Terminologie in der Altersheilkunde 74
2. Definition der Betagtenpflege 75
3. Titulierung der geriatrischen Pflegepersonen 76
4. Zum Wort «Pflegediagnose» 76
5. Die Arbeit aus der Biographie – mit Literaturhinweisen 78
6. Interpretation der Biographie 80
7. Therapeutische Interventionen/Pflegemaßnahmen oder Impulse 81
8. Die Entwicklung der Pflegestruktur nach Böhm 82

Schlußwort 85

Literaturhinweise 87

Vorwort des Autors

In den letzten zwanzig Jahren habe ich mich, mehr oder weniger als Einzelkämpfer, mit einer Neuorientierung der geriatrischen Krankenpflege beschäftigt, um das Los der Patienten, aber noch mehr jenes der Betreuer zu erleichtern. Sich für eine Neuorientierung der Krankenpflege zu engagieren heißt aber, «einen anderen Glauben in ein Kloster zu tragen, in dem schon ein anderer Glaube herrscht». Meine Ideen gingen nie vom Schreibtisch (oder von schon bestehender Literatur) aus. Sie wurden von Patienten selbst geschaffen. Sie zeigten uns den Weg und die Betreuung, welche ihnen am besten entsprach. Sie zeigten uns, wie sie re-aktiviert werden konnten. Heute weiß ich, daß nur ein Achtzigjähriger, der in einer bestimmten Schicht aufgewachsen ist, über einen anderen Achtzigjährigen aus der gleichen Schicht, zumindest teilweise, eine Aussage zur Verbesserung von dessen Befinden machen kann, in dem Sinne: «Was ich brauche, braucht auch der andere.»

So gilt mein Dank allen nun re-aktivierten Patienten, für die ich sprechen möchte. Wahrscheinlich bin ich nach diesen zwanzig Jahren, in denen ich immer wieder in die Rolle der Achtzigjährigen schlüpfte und an ihrem Leben mit Akzeptanz und Empathie teilnahm, auch dazu berufen.

Ich möchte natürlich nicht vergessen, mich bei jenen Persönlichkeiten im In- und Ausland zu bedanken, die an meine Arbeit glaubten und tatkräftig dazu beitrugen, diese publik zu machen. Dazu zähle ich auch meine Kolleginnen und Kollegen.

Heute – nach zwanzig Jahren – wird mein Pflegesystem akzeptiert und in unterschiedlichsten Formen nachempfunden. Es wird aber auch «nachgeschrieben».
Ich bin froh, diesen Weg, der mir viel Freude, Neid und Feinde brachte, gegangen zu sein, denn wie heißt das alte Sprichwort: «Wer in der Sonne steht, ...». Ich habe den «Benja-Preis», das «Silberne Verdienstzeichen des Landes» und, mein ganzer Stolz, den «Internationalen Krankenpflegepreis der Universität Giessen» erhalten. Noch mehr aber freut mich, daß mein Gedankengut in der Fachliteratur Einzug gefunden hat. Daß durch mein Pflegesystem mehr als 5000 Patienten des Psychiatrischen Krankenhauses Wien wieder in ihrer Wohnung leben können! Daß das gleiche System, wie wir es für gerontopsychiatrische Patienten eingeführt haben, auf die Allgemeine Krankenpflege übertragbar ist und auch übertragen wurde, ist ebenso erfreulich.
Heute möchte ich eine Teil-Bilanz eines zwanzigjährigen Pflegerlebens ziehen und, als Quintessenz, die politische Auswirkung meines Pflegesystems beschreiben.
Fest steht – das sei bereits im Vorwort untergebracht –, daß es «mit Reden nicht getan ist». Ich meine damit, daß ich den Beweis geliefert habe, daß nur durch Erfindung von Wörtern (ganzheitliche Pflege, Kurzzeitpflege, aktivierende Pflege usw.) noch keine praktikable und nützliche Maßnahme zu erwarten ist. Auch mit den Begriffen «Pflegeforschung» und «Pflegedokumentation» haben wir dann nicht allzu viel Erfolg, wenn es an praktischem Inhalt mangelt.

Ich habe mit meinem Pflegesystem «Rezepte» zur Behandlung geriatrischer Patienten kreiert. Rezepte, die nachvollziehbar und anwendbar sind. Fest steht allerdings auch, daß wissenschaftliche Aussagen über ein Lebenswerk niemals absolute Gesetze, im Sinne dieser Rezepte, sein können, aber sie dienen als Hinweise, wie man Krankenpflege betreiben könnte oder sollte – zugunsten unserer Patienten und unserer Kolleginnen und Kollegen.

Vorwort

Nun liegt das dritte Buch von Erwin Böhm vor uns. Diejenigen, die dem Autor zum ersten Mal begegnen, werden wahrscheinlich eine Entdeckung machen. Andere, die frühere Texte des Autors kennen, werden den bekannten lebhaften Stil, aber auch neue Inhalte finden. Ich zweifle nicht daran, daß die große Mehrheit der Leser das Buch spannend, interessant und nützlich finden wird.

Man sollte jedoch beim Lesen die Person von Erwin Böhm nicht aus den Augen verlieren. Wer oder was ist Erwin Böhm? Ein Buchautor, gewiß. Es sind aber mittlerweile eher Tausende als Hunderte, die ihn als Vortragsredner kennen – wobei er sich als humorvoller, witziger Propagandist seiner Ideen zeigt. Als ich einmal eine ganztägige Weiterbildungsveranstaltung mit ihm zu moderieren hatte, bedankte ich mich bei ihm am Ende dafür, daß er meine Funktion so einfach machte: Ich stellte ihn am Vormittag vor und erklärte die Veranstaltung am späten Nachmittag für beendet, ohne dazwischen zu intervenieren. Dabei wurde er als Showman im besten Sinne des Wortes bezeichnet – was durchwegs als Kompliment gemeint war.

Gleichzeitig ist Herr Böhm ein engagierter, aber strenger Lehrer. Obwohl sehr kollegial und charmant, zeigt er sich gleichzeitig als fordernder Lehrer. In den Supervisionen – so berichten die Teilnehmer – verlangt er sehr viel.

Die Person von Erwin Böhm ist nicht von seiner Arbeit zu trennen. In der Politik nennt man die Menschen mit gewissen Eigenschaften «Naturta-

lent». Erwin Böhm hat die Erfahrung, Beobachtungsgabe und Fähigkeit, das Wesentliche zu erkennen und zutreffend zu formulieren. Auch ist er imstande und bereit, die Erkenntnisse anderer Autoren, v.a. im Bereich der Theorie, zu akzeptieren und in die eigenen Einsichten zu integrieren.
Man verbindet den Namen Böhm mit den Begriffen wie Aktivierung, Rehabilitierung, Übergangspflege usw. Es könnte der Eindruck entstehen, es bestünde ein abgeschlossenes, formuliertes System. Trotz darin enthaltenen Komplimenten, würden wir damit dem Tun von Erwin Böhm unrecht tun. Seine Konzeptualisierung befindet sich m.E. gerade in der produktivsten Phase und ist keinesfalls abgeschlossen.
Die Rolle der Pflegenden hat bei Erwin Böhm eine große Bedeutung. Die Schwester oder der Pfleger ist nicht nur das ausführende Organ im Auftrage des Arztes oder anderer Auftraggeber, sondern eine kreative, selbständig denkende und handelnde Fachfrau bzw. Fachmann. Die Pflegenden sind Betreuer, welche im Spannungsfeld zwischen Patienten, Angehörigen, Ärzten, Nachbarn und Behördenvertretern wirken. Sie rivalisieren weder mit dem Patienten noch mit anderen. Alle haben ihre Aufgaben, aber auch ihre Grenzen. Die Betreuer sind nicht Diener der Patienten und die Patienten sind nicht nur Betätigungsobjekte der Betreuer. Die Kranken haben ihre Bedürfnisse, die Pflegenden haben ihre Berufsmotivation – und alle haben ihre Vergangenheit, ihre Biographien. Die Patienten rufen bei den Betreuern emotionelle Reaktionen hervor – und umgekehrt: die Kranken erleben die Be-

treuer emotional verschieden, abhängig von ihrer eigenen Biographie. Beide – Patient und Betreuer – reagieren gegenseitig auf der unbewußten und bewußten Ebene, es entwickeln sich Übertragungs- und Gegenübertragungsreaktionen.
In diesem Spannungsfeld ist es nicht leicht, bei einem Satz wie «Helfen mit der Hand in der Hosentasche» zu bleiben. Erwin Böhm gibt keine Patentrezepte, die einfach zu kopieren wären. Aber er sagt, wie er selber versucht, die komplexe Situation zu meistern und zu handhaben, und zeigt, was er macht. Er regt an, er stimuliert. Ich versuchte einmal, diesen Grundsatz folgendermaßen zu definieren: «‹Helfen mit der Hand in der Hosentasche› umfaßt alle Maßnahmen und Anstrengungen, die darauf abzielen, die Regression, die Aufgabe des Funktionierens zu verhindern» und Erwin Böhm war mit dieser Definition einverstanden.
Wie soll man das Tun von Erwin Böhm nennen? Da ich keine zutreffende Bezeichnung gefunden habe, nenne ich es «Böhmsche Ideen». Oft sind bei ihm unausgesprochene Mitteilungen wichtig, die zwischen den Zeilen versteckt sind: Die spezifische Situation jedes einzelnen, seine Verhältnisse und Ressourcen sollen kennengelernt und respektiert werden. Die Verhältnisse einer bestimmten soziokulturellen Umgebung sind nicht wie Schemata auf eine andere übertragbar (z.B. Wien – Zürich). Ein Betreuer soll sich über die eigenen Eigenschaften im klaren sein und sie entsprechend einsetzen – und das scheint mir sehr wichtig: Man soll nicht versuchen, die Art und den Stil von Erwin Böhm zu kopieren, jeder soll seine eigene Technik entwik-

keln, sich selber und seine Art im Laufe der Zeit zu modifizieren, aus der eigenen Arbeit lernen. Erwin Böhm liefert die Prinzipien, und sie sind solide genug, um als Pfeiler von den einzelnen benutzt zu werden.
Und am Ende noch eine heikle Frage: Sind die Böhmschen Ideen von seiner Person, von seinem Charisma abhängig? Stehen und fallen sie mit ihm? Ich hoffe nicht. Ein Gedankensystem und eine therapeutische Methode müssen *lern-* und *lehrfähig* sein, sie müssen dem Lehrer ermöglichen, sie systematisch zu vermitteln, und dem Schüler, sie systematisch zu erlernen. Eine richtige Bestätigung und größtes Kompliment für Erwin Böhm wäre, seine Ideen auf dem Boden spezifischer lokaler Verhältnisse weiterzuentwickeln und sie den lokalen Bedürfnissen anzupassen.

Dr. N. Jovic
Leitender Arzt des Psychogeriatrischen Dienstes
der Psychiatrischen Universitätsklinik Zürich
und Präsident der Kommission für Psychiatrie und
Psychotherapie im Alter der SGSP

Vorwort

Erwin Böhm zieht Bilanz über sein Be-Wirken in den letzten zwanzig Jahren, seitdem er als junger Krankenpfleger erkannte, daß der Zugang zum Altgedächtnis des betagten Menschen zu dessen Biographie und somit zum therapeutischen Ansatz in der Pflege führt.
Die entscheidende Wende in seiner Praxis führte Böhms Experiment mit einem Patienten der geriatopsychiatrischen Klinik in Wien herbei, den er in seine Wohnung zurückbrachte. Die Erfahrung, daß der Betagte nach jahrelanger Abwesenheit auf einen Kasten zuschritt, seine Geige entnahm und darauf zu spielen begann, wurde zum auslösenden Moment für das neue Pflegekonzept, in dem die hier beschriebene Pflegediagnose von zentraler Bedeutung ist.
Mit der Gabe eines unerbittlichen Beobachters analysiert Erwin Böhm das überholte Altenbild in der Pflege. Er geht auf kritische Distanz zu traditionellen Pflegepraktiken und entmythisiert die Wechselwirkung zwischen Patient und Bezugsperson.
Seine Sprache hat Sprengkraft. Den Wortspielen – allein schon um den Begriff Pflege – liegen zum Teil bittere Wahrheiten zugrunde. Die Beschreibung alltäglicher Situationen und Verhaltensweisen macht betroffen und sollte diskutiert werden. – Aber auch das Lachen, und sei es über sich selbst, wird kaum erspart.
Anzeichen dafür, daß sich Erwin Böhms Idee der seelischen Befindenspflege, als Folgerung aus der umfassenden Pflegediagnose, auch in der Schweiz

durchsetzt und weiter entfaltet, sind spürbar. Angesichts der absehbaren demographischen Entwicklung einerseits und der Aufbruchstimmung in der Krankenpflege anderseits stehen die Chancen zur Verwirklichung hervorragend. Ich wünsche, daß sich die Leserinnen und Leser den Reizanflutungen dieses Buches voll aussetzen!

Georgette Grossenbacher
Leiterin an der Fachstelle für Fortbildung
des Schweizer Berufsverbandes der Krankenschwestern und Krankenpfleger in Zürich

Teil 1

Zwanzig Jahre Systempflege nach Böhm – ein pflegepolitisches Resümee

1968 gab ich als junger Pfleger meine erste schriftliche Arbeit in Heidelberg ab, in der ich die Grundzüge meiner pflegerischen Vorstellungen in der Altenarbeit niedergeschrieben hatte. Lange Zeit beschäftigte ich mich leider rein theoretisch damit, ohne daß ich praktische Konsequenzen daraus gezogen hätte. «Die Zeit war dazu noch nicht reif.»
Erst am 2. Mai 1979 konnte ich den ersten Patienten – gegen den Willen unserer Ärzteschaft – rehabilitieren und mein 1968 beschriebenes System, das noch in den Kinderschuhen steckte, in die Praxis übertragen.
Seither geht es mit der *Übergangspflege* – das ist der Spitex-Anteil meiner Arbeit – sowie mit dem symptomspezifischen Verhalten und der Re-Aktivierungspflege, anhand der Biographie unserer Patienten, steil bergauf. Jahr für Jahr mehren sich unsere pflegerischen Erfahrungen, die wir von den Patienten erlernen, und summieren sich zu einem brauchbaren Weg.
Heute möchte ich allerdings nicht über den Inhalt unseres Systems berichten, sondern – nach zwanzig Jahren Praxis – eine *pflegepolitische Aussage* machen und Auswirkungen unserer Tätigkeit auf die *Pflegedokumentation* und den Pflegeprozeß wiedergeben.
Wie Sie vielleicht aus meinen früheren Schriften wissen, betreiben wir re-aktivierende Krankenpflege und Übergangspflege im Spitexbereich als nebenberufliche Tätigkeit, als Tätigkeit, die Mehrar-

beit, Mehrbelastung bedeutet. Interessanterweise geht es uns aber seit dieser Mehrbelastung psychisch besser. «*Mehrbelastung*» wurde zur «*Befindensverbesserung.*» Eine sehr komische Aussage. Ein Phänomen, das bei oberflächlicher Betrachtung wohl von unseren Kolleginnen und Kollegen bestritten wird.
Dieselbe Erfahrung haben aber Pflegepersonen, die uns im In- und Ausland nachempfinden, gemacht, so daß wir uns zu Recht mit diesem Ergebnis näher beschäftigen. Ich versuchte herauszufinden, worin die Befindungsverbesserung des Personals – trotz Mehrarbeit – zu suchen wäre. Auf dieser Suche, die Fragen zur Berufshygiene, zum arbeitsmoralischen Hintergrund, zur Berufsethik und ihrer Ritualisierung enthielt, stieß ich auf Arbeiten von A. Grauhan, J. Becker, W.J. Schraml, E.H. Erikson usw., um nur einige zu nennen, deren Aussagen sich als wissenschaftliche Belege für meine Überzeugung eignen sollten: Es handelt sich dabei um pflegewissenschaftliche Aussagen, die die Seele der Pflegepersonen beleuchten, die also auch zu psychodynamischen Aspekten des «leitenden Pflegepersonals» Stellung nehmen. So waren es gerade diese Schriften, die mich meiner Frage nach der Berufsintensität und Arbeitshygiene näher brachten. Diese Schriften beschreiben die derzeitigen wissenschaftlichen Erkenntnisse, daß das Pflegepersonal heute an Identifikationskrisen und an seiner ritualisierten Über-Ich-Norm leidet. Dasselbe bestätigen auch Schriften über das Burnout-Syndrom. Gerade aber dieses Unglücklich-Sein, dieses Nicht-den-Sinn-der-Arbeit-Erkennen, dieses Ständig-müde-

Sein, kannten wir bereits im Jahre 1979, also schon zehn Jahre bevor die Literatur darauf hinwies. Das wiederum heißt, daß wir schon 1979, bedingt durch diese Unzufriedenheit, eine *Neuorientierung* der Krankenpflege im Sinne einer *Gebrauchsethik* einführten und damit unsere innere Zufriedenheit wieder erlangten! Mit dieser nach einem *System* ausgerichteten Sinn-Pflege fanden wir eine Ordnung und damit gleichzeitig ein Mittel, ein Heilmittel, das unser Burnout-Syndrom bekämpfte.

1. Änderung der ritualisierten Ordnung

Entwicklungen, die zum im Vorwort beschriebenen Unzufriedenheitsstatus der Pflegepersonen führten, dienen heute der ersten pflegepolitischen Aussage. Natürlich sollte man nicht nur aufgrund einiger Literaturstellen eine Leitlinie entwerfen, sondern vermehrt in die Tiefe des Geschehens eindringen, vielleicht *zurückschauen,* um zu wissen, *wo man hin will.*
Ich glaube daß das ritualisierte Bild der Krankenschwester, die veraltete Berufsethik und die Wandlungen in der Gesellschaft an unserem Leiden Schuld tragen, und ich möchte dies wie folgt begründen:
Die ritualisierte Krankenpflege wurde seit Beginn ihrer Entstehung – ich meine jene Zeitepoche, wo weltliche Schwestern Arbeiten von Ordensfrauen übernahmen – von drei Säulen (die heute alle stark wackeln) getragen. Es waren dies

1. die Grundlage der Religion
2. die übernommene und erweiterte Mutterrolle
3. die gesellschaftlichen Ansprüche.

(Siehe Schema auf der nachfolgenden Seite.)

Änderung der ritualisierten Ordnung

Die Krankenpflege mit ihrer «Warm-satt-sauber»-Pflege ist auf drei Grundsäulen errichtet worden. Alle drei Säulen sind jedoch durch das heutige Weltbild ins Wanken geraten und gewähren keine Sicherheit mehr.

Urheber Religion und Ethik
Träger der Pflege waren Ordensleute, die sich aufopferten und im Namen Christi niedere Dienste am Nächsten versahen. Gott gab Sicherheit.

Übernommene Mutterrolle
Der weltlichen Schwester wurde dies nicht möglich. Sie übte ihren Beruf aus, um Geld zu verdienen, und erfüllte *moralisch*-ethische Pflichten in der *erweiterten Mutterrolle.*
Der Arzt als «Gott» gab Sicherheit.

Gesellschaftspolitische Änderung
Die Gesellschaft mit bürgerlichem Sozialcharakter zerfällt. Der Sozialcharakter der jüngeren Generation zeitigt heute eine vollkommen andere Struktur.

Aus dem Zerfall der drei Trägerrollen durch Technisierung, Emanzipation, Spezialisierung und Qualifikation resultieren neue Strukturen, die von Unsicherheit geprägt sind.
Orientierungslosigkeit
Identitätskrise
Burnout-Syndrom
sind die Folgen.

1.1 *Urheber Religion und Ethik*

Der kausale Fundus unseres Berufs ist wohl bei den Ordensleuten zu finden. Ordensleute (Pestpfleger) waren die ersten Pflegepersonen, die ihre Berufsethik, ihre Berufsnormen auf religiöse Motive gründeten.

Der aufopfernde Dienst im Namen Christi erfüllte die Leute. Die Einhaltung der Grundideologie war dank ihres Glaubensbekenntnisses möglich. Heute wird wohl kaum noch jemand den niederen, aufopfernden Frauendienst als Nonplusultra seiner Lebensphilosophie erkennen.

Die 17jährige stellt sich in der Schwesternschule vor:
Oberin: «Warum wollen Sie denn Schwester werden?»
Die 17jährige: «Weil es immer schon mein größter Wunsch war, alte, kranke, inkontinente Leute zu betreuen.»

Diese Grundhaltung (Norm/Gesetz/Gebot) wurde auf die weltliche Schwester übertragen, wobei man natürlich wußte, daß sie diese Bürde niemals würde tragen können wollen.

Die heutigen Schwestern schwanken pausenlos zwischen

der *geforderten Norm:*	und	der *Realität:*
«Warm-satt-sauber-Pflege» bis zur vollkommenen Aufopferung (dem Über-Ich).		«Eigentlich will ich Geld verdienen, eigentlich ist mein Kind krank, eigentlich will ich mich scheiden lassen» (Ich).

Nicht eingehaltene Forderungen, aus der Umgebung und von seiten der Vorgesetzten, nach Aufrechterhaltung einer heute unbrauchbaren Ethik

führen zu inneren Konflikten, begleitet von einem *schlechten Gewissen.*
Energien gehen so verloren, psychische Schwierigkeiten verursachen somatische Störungen, Erkrankungen (Ulcus ventriculi et duodeni, Zervikalsyndrom u.a.m.) nehmen zu.
Gegen diesen immer größer werdenden Druck lehnt sich unsere «arme Pfleger- und Krankenschwesterseele» auf und reagiert – wie könnte es anders sein – mit Abwehrreaktionen.

Wer kennt nicht das Bild der Pflegeperson, die am Morgen die Station betritt, sich die Standestafel betrachtet und mit verdrossener Miene feststellt, daß zwei Kollegen fehlen, weil sie krank wurden.
Sofort reagiert sie vegetativ, wird blaß, ihre Pupillen verändern sich, sie zittert und setzt sich ... zu einem Kaffee.
Sie ist «fertig».
Sofort wird beschlossen, was heute alles nicht gemacht werden kann ... Es fehlen ja zwei Leute!

Jeder von uns kann sich nun ein für ihn zutreffendes Abwehrschema aussuchen. Dem Patienten ist es wohl egal, ob die Pflegeperson mit vegetativen Erscheinungen, mit Verleugnen oder mit Regression agiert.
Für den Patienten ist es meistens nicht erkennbar, ob der Pfleger flüchtet, d.h. vor dem Patienten flüchtet, und ob ihn sein Abwehrverhalten zur Flucht in die Patho-Physiologie treibt, zum Arztpfleger statt Krankenpfleger oder zum Putzteufel der Station werden läßt.
Wesentlich ist, daß die Flucht vor dem Patienten gestoppt und die Demotivation, bedingt durch den

therapeutischen Nihilismus in der Geriatrie, eingestellt werden muß.
Wenn es also richtig ist, daß in der heutigen, fast post-christlichen Zeit, der moralisch-ethische Sinn nicht mehr aufrecht erhalten werden kann und dadurch Abwehrreaktionen entstehen, muß ein neuer gangbarer *Sinn* (Berufsinhalt, Berufsidentität) eingeführt werden.
Pflegediagnose ist meiner Meinung nach ein sinnvoller Handlungsmechanismus, bei dessen Durchführung Interesse und Sinn in der Arbeit am Patienten entstehen soll.
Überall, wo Pflegediagnose und Übergangspflege eingeführt wurde (siehe z.B. Stadtspital Waid, Zürich), kam es zu einer drastischen Senkung der Krankenstände, die Pflegekräfte wurden sogar zu Pflegepersönlichkeiten.

1.2 Mutterrolle und Verfängnis

Als sich die Krankenpflege von der Ordenspflege fortentwickelte, verlegte man die berufsethischen Normen von religiösen auf weltliche Grundsätze. Als oberstes Gebot für eine «reine Frau» galt Mütterlichkeit, Ordnungssinn und Sittenstrenge. Als Virginia Henderson die Grundregeln der Krankenpflege für den Weltbund der Krankenschwestern entwickelte, betrachtete sie die Krankenschwester als «berufliche Mutter».
Die «berufliche Mutter» war und ist Trägerin einer erweiterten Hausfrauenrolle, die sich vorwiegend

um Essen, Kleidung und die körperlichen Grundbedürfnisse kümmern soll.
Da im Grunde genommen ein liegender, pflegebedürftiger Patient einem Kleinkind gleichgestellt werden kann, heißt dies, daß sich die Krankenschwester wie eine «Halbmutter» verhält.
Die heutige Schwester führt die «Warm-satt-sauber»-Pflege zur körperlichen Bedürfnisbefriedigung ihres Patienten durch, vergisst oder verdrängt aber die seelischen Anteile ihres «Leihkindes».
Die Folge davon ist, daß Krankenpflege ganz auf somatische Bedürfnisse gerichtet ist, daß man sich – dies ist auch aus der Pflegedokumentation ersichtlich – somatische Beschwerden *erhofft*. Psychische Betreuung wird als farblos empfunden, verdrängt oder fällt aus Unkenntnis der Möglichkeiten weg.
Meine Vorstellungen, wie davon wegzukommen wäre, habe ich in Kapitel 3, S. 33ff. dargestellt.

Fazit
Die «Halbmutter» erzieht ihren zur Aufnahme kommenden Patienten zu einem «braven, gelehrigen Kind». Regression, Hospitalismus sind die zu erwartenden Folgen.
Aus diesen nur angedeuteten historischen Gegebenheiten können wir den Schluß ziehen, daß die geforderte sogenannte aktivierende Pflege ein leeres Wort bleibt, denn die emotionalen Anteile (Mutter, gute Hausfrau sein zu wollen) behindern den therapeutisch-fachlichen Anteil.
Es ist also an der Zeit, die «ver-rückte», zur Somatisierung neigende Pflege geradezurücken, sie ganzheitlich zu gestalten.

1.3 Die Umstrukturierung der Gesellschaft – ein neues Weltbild entsteht

Nicht nur, daß die religiöse Causa bzw. die Mutterrolle als Grundpfeiler ins Wanken geraten sind, auch unser dritter Pfeiler, an dem wir uns festhalten konnten, ist lädiert. Heute vollzieht sich im mitteleuropäischen Raum ein Gesellschaftswandel, ein Umbruch; ein neuartiges gesellschaftliches Gefüge entsteht und bringt unsere Normen zum Einsturz. Der bis vor kurzem noch geltende bürgerliche Sozialcharakter war geprägt und genormt von Begriffen wie

– Verzicht
– Sparsamkeit
– Selbstdisziplin
– Höflichkeit und gutes Benehmen
– Bescheidenheit und religiöse Bindung.

Das «Weltbild» von einem netten Leben, von einer Wohnung, einem Auto, ist zerbrochen. Die Vorstellung von Arbeit als Lebenssinn, als eine den Hunger und die Grundbedürfnisse stillende Tätigkeit existiert nicht mehr. Der feste Arbeitsplatz, der Freundschaften förderte und Gleichgesinnte zusammenführte, ist verloren gegangen. Das Weltbild, wonach Alte betreut und umsorgt werden müßten, in dem der sogenannte Sozialstaat für sie sorgt, verblasst.

Arbeit ist nicht mehr Lebenssinn. Es geht nicht um die Grundversorgung, sondern um *Selbstverwirklichung* und Selbstfindung.

Die Gesellschaft, ohne Sorgen ums Überleben, auf raschen Konsum und Verbrauch trainiert, hungert

nun aber nach «Psychologie». Er ist das Resultat eines zerfallenden Lebensmusters.
Alle bisherigen gesellschaftlichen Normen (Ehe, Rollenverständnis von Mann und Frau, Ausbildung, usw.) werden in Zweifel gestellt, aber nicht nur diese: auch im Gesundheitswesen findet eine Änderung der Normen statt. So erfahren wir

- die Entstehung von Selbsthilfegruppen
- den Abbau der Spitalhierarchie und
- die Schaffung des Begriffs des «mündigen Patienten»

als Auswirkungen der modernen Gesellschaft.

Selbst die Alten lassen sich nicht mehr in das frühere Schema pressen: Sie nehmen die Disengagement-Theorie des biologischen Abbaus und des Langsamer-Werdens im Alter nicht mehr ohne weiteres hin. Sie sind dabei, ihr Sozialverhalten zu ändern. Sie organisieren sich in Gruppen, die politisch und soziologisch gegen das überholte Altenbild kämpfen. Ich möchte hier nur als ein Beispiel die «Grauen Panther» nennen. Es ist interessant zu beobachten, daß den heutigen Alten das Bild der «alten Hexe» bzw. des «bösen Greises» nicht mehr entspricht.
Nur das Krankenpflegepersonal hängt noch am alten Weltbild der Nächstenliebe, der Mutterrolle und des «glücklichen Patienten mit Vollversorgung» fest.
Ganz offensichtlich gehen Neuanpassungen in verschiedenen Gegenden Europas mit unterschiedlichem Tempo vor sich. Nur so ist es zu erklären, daß in einem Ort noch mehr neue Heime gebaut werden

– und im Nachbarort bereits andere abgerissen werden.
Auch werden Rehabilitationsbemühungen, damit Mitbürger ihre Selbständigkeit wiedererlangen, von Land zu Land mit unterschiedlicher Überzeugung unterstützt.

1.4 Zusammenfassung

Da die drei Hauptpfeiler unserer Normen einzustürzen drohen, viele Pflegepersonen aber, aus Sicherheitsgründen, an Ritual und Ethik festhalten, kommt es bei engagierten Pflegepersonen zum Leidenszustand und seinen Auswirkungen; es kommt zu einem Abwehrverhalten.
Sicherheit – auch die Sicherheit, im nächsten Leben von Gott belohnt zu werden – ist in der heutigen, post-christlichen Zeit zusammengebrochen; dies führt zu den bekannten Lähmungserscheinungen.
Alle diese negativen psychodynamischen Aspekte haben wir *unbewusst* und vorerst ungeplant durch ein *System,* das eben Sicherheit gibt, mit Erfolg präventiv bekämpft. Und dies dürfte eine der Begründungen sein, weshalb Pflegepersonen durch *Mehrarbeit* zufriedener sind als jene, die, bereits von einer Zwanzig-Stunden-Woche überfordert, schon nach einem Jahr abwandern und Bio-Bauern werden wollen.

2. Ist-Zustand/Soll-Zustand

Die Fachpflege in der Psycho-Geriatrie muß eine Umkehr vollziehen. Die zur Somatisierung verrückte Pflege muß *therapeutische Pflege* werden.
Zur Grundpflege: Grundpflege heißt, die Schwester verkörpert die Mutter und fühlt sich in der erweiterten Hausfrauenrolle wohl. Der Patriarch Arzt stellt den dominierenden Hausvorstand dar. Sie befriedigt demnach vorwiegend *körperliche Grundbedürfnisse,* sorgt sich um die Reinhaltung der Abteilung und der Patienten. Sie befolgt die hygienischen Vorschriften, die je nach Institution verschieden sind. Die seelischen Bedürfnisse werden nicht befriedigt. Nach den Vorstellungen der WHO (Einzelziele für Gesundheit 2000) soll sich hier Wesentliches ändern. (Beschreibung dazu in Kapitel 3.3, S. 38ff.)
Die Tatsache, daß die heutige Krankenpflege «verrückt» ist, spiegelt sich auch im Umgang mit der Pflegedokumentation und dem Pflegeprozeß wider. Wir sollten jedoch *nicht die Befunde, sondern das Befinden verbessern,* zugeschnitten auf «Gesundheit 2000».

Ist-Zustand	80–90% unseres Tuns wird somatisiert, im psychischen Bereich in Sozialarbeit verwandelt. Wir tun das, was wir nicht können und uns auch nicht zusteht. Psychosomatische Erkrankungen werden zu somatischen Leiden. Gespräche finden höchstens aus organisatorischen Gründen statt oder wenn die Schwester gerade im Zimmer ist!
Soll-Zustand	Ganzheitliche Pflege soll zur **psychischen und physischen** Betreuung werden. Pflege des *Gesprächs:* – «Psycho-Somatik» – therapeutische Gespräche – symptomspezifische Gespräche – Ich-aufbauende Gespräche – das Entlastungsgespräch – das Emanzipationsgespräch – aktivierende Gespräche mit Reizanflutung zur Steigerung der Vigilanz.

Zum *Ist*-Zustand

Ich bin überzeugt, daß der Patient vorwiegend psychische Bedürfnisse hat – und darf dabei am Rande die sogenannten psycho-somatischen Erkrankungen erwähnen –, so daß meiner Ansicht nach vorwiegend psychische Veränderungen in der sogenannten therapeutischen Pflege angestrebt werden sollen. Auf das Somatisieren sei nochmals hingewiesen. Es findet sich ja auch in den meisten Pflegedokumentationen – als Irrläufer – wieder: Der Dekubitus ist «in». Wie es um die seelische Verfassung des Patienten steht, weiß niemand, da Gespräche meist nur in der Form von *Informationsgesprächen* auf der Abteilung stattfinden.

In der Psychiatrie hingegen ist in letzter Zeit eine andere grundpflegerische Tätigkeit entdeckt worden: die des Sozialarbeiters. Das heißt, daß sich auch auf der Psychiatrie kaum jemand um die Seele eines Menschen kümmert. Eher noch um eine Wohnung, einen Fahrschein oder Zigaretten. Wir somatisieren oder sozialisieren somit seelische Schwierigkeiten, weil wir uns anscheinend mit der Seele nicht zurechtfinden.

Da der Patient aber Hilfe – und nicht eine Diagnose – will, sind beispielsweise

- das therapeutische Gespräch
- die Re-Aktivierung auf Grundlagen der Biographie
- das symptomspezifische Gespräch
- das Ich-aufbauende Gespräch
- das Entlastungsgespräch
- das Emanzipationsgespräch
- das aktivierende Gespräch mit Reizanflutung und Vigilanzsteigerung

durchzuführen.

Zum *Soll*-Zustand

Eine Trendwende von der «Warm-satt-sauber-Pflege» hin zur Seelsorge mit System muß stattfinden. Das Pflegepersonal hat sich um die seelischen Bedürfnisse (die ja auch eine Mutter bei ihrem Kinde wahrnimmt) zu kümmern. Die dafür notwendige Zeit erhält man dadurch, daß man die pseudo-medizinischen Tätigkeiten und die Arztpflege einstellt. Das heißt, daß wir uns unseres Berufes neu bewußt werden müssen. Daß wir das tun, was uns zu tun zusteht, nämlich zu «pflegen» (wobei das ein dummes Wort ist). Sollte uns dies gelingen, so können wir von einer gigantischen *Reform* der Krankenpflege sprechen.

3. Pflegestruktur nach Böhm

Wie Sie aus persönlicher Erfahrung sicher wissen, sprießen in letzter Zeit die Neubenennungen von Pflegeaufgaben wie Pilze aus dem Boden.
Junge Leute profilieren sich durch literarische Werke und Modellversuche, die bis ins kleinste Detail Pflegeprobleme zerreden, ohne daß darauf in der Praxis effizienter gearbeitet würde.
Begriffe wie «Ganzheitliche Pflege», «Kurzzeitpflege», «Gruppenpflege», «Teampflege», «aktivierende Pflege» usw. usf. werden kreiert, wobei wir alle nicht wissen, was sie denn eigentlich bedeuten.
Schon Watzlawik hat nachgewiesen, daß sehr viele hochwissenschaftliche Kongresse dadurch ad absurdum geführt würden, da Referenten und Zuhörer nicht dieselben Begriffsbestimmungen haben!
Ich glaube, daß Wortkreationen (Neologismen) sehr oft von der Ideologie, ja selbst vom parteipolitischen Standpunkt des Schöpfers abhängig sind.
Daher versuche ich, meine Ideologie, die ich in der geriatrischen Pflege vertrete, zu beschreiben:

1. Ich fühle mich aufgerufen, vorwiegend das Los von sozial schwächeren Patienten zu verbessern. Das heißt: Meine Pflegestrategien wurden für den «Durchschnittsmenschen» entwickelt.
2. Ich bin der Meinung, daß Fachpersonen ihre Hauptaufgabe im symptomgerechten Verhalten und in der seelischen Kranken*begleitung* zu sehen haben.
3. Ich bin *nicht* der Meinung, daß «aktivierende Pflege», wie von Lehr beschrieben, bloß ein *Ziel*

darstellen sollte, sondern daß sie eine von uns kreierte Technik meint.

Wie Sie aus meinen Ausführungen ersehen werden, beschäftige ich mich mit jenen Patienten, die durch das betreuerische Versorgungsnetz gefallen sind. Es sind jene Menschen der Unterschicht, die im Alter als Ausschußware die gerontopsychiatrischen Ghettos bevölkern.

Ich bin der Ansicht, daß die Hauptaufgabe einer Pflegeperson in der Besserung, Verminderung oder gar Verhütung von seelischen Symptomen (Desorientiertheit, Paranoia usw.) liegen sollte. Das heißt, daß meine Maßnahmen als *symptomspezifisches Verhalten* (Pflege) bei Patienten mit Symptomen, die sich aus einem biologischen Abbau ergeben, und Symptomen, die sich aus einem pathologischen Abbau des Gehirns ergeben, zu sehen sind.

NB: Die Grundsanierung im Sinne einer körperlichen, sozialen oder milieuangepassten Versorgung betrachte ich als nebensächlich, aber *obligatorisch*.

Es ist mir (und hoffentlich auch den Patienten) ein Bedürfnis, symptomloser, krankheitseinsichtiger, lebensbejahender leben zu können (Bedürfnispflege). Den in meiner Literatur sehr oft verwendeten Begriff der «Bedürfnispflege» möchte ich genauer erörtern.

3.1 Bedürfnispflege

Wenn ich diese im Sinne einer pflegediagnostischen Aussage anwenden möchte, muß ich sie in zweierlei Hinsicht sehen:

a) Bedürfnispflege bei biologischen Abbauprozessen und als Präventivmaßnahme bei Betagten
b) Bedürfnispflege bei pathologischen Abbauprozessen des Gehirns.

Zusätzlich ist noch zu bedenken, daß sich die Bedürfnisse der Menschen bis zum Jahr 2000 ändern werden und müssen. Das heißt, daß aus einer Lebensstandardfrage (Auto, Zweitwohnung usw.) im Jahr 2000 eine Lebensqualitätsfrage wird und damit die heutige Bedürfnispflege ad absurdum geführt wird.

a) Bedürfnispflege bei biologischen (kalendarischen) Insuffizienzen des Gehirns

Der heutige Mensch setzt seine Bedürfnisse zu hoch an und erwartet deren Erfüllung vom Staat. Das heißt, der Staat soll versuchen, den Menschen (Patienten) glücklich zu machen (von nur «gesund» ist keine Rede mehr). Das Phänomen der totalen Versorgung wurde von der Krankenpflege übernommen und institutionalisiert.

Gerade aber diese Aufgabe erfordert, daß wir die Menschen kennen, daß wir seelische Prägungen differenziert betrachten lernen, daß die Individualität der Patienten berücksichtigt werden muß.

Die Pflegepersonen müssen lernen, den unterschiedlichen Bedürfnissen zur Lebenszufriedenheit (wobei jeder Mensch nur für seine Lebenszufriedenheit zuständig ist) individuell zu entsprechen.

Wer bestimmt denn eigentlich, was ein Bedürfnis ist?

Ich meine, daß Bedürfnisse Prägungsfragen sind und demnach das Personal selbst für die Bedürfnis-

pflege die von mir kreierte Pflegediagnose zu erlernen hat.
Ich darf hier einige spontan herausgegriffene Beispiele anführen, die in aller Deutlichkeit den richtigen, aber auch den verkehrten Weg einer aktivierenden Pflege wiedergeben sollen.

Bedürfnisse – Unterschiede nach Prägung

a) Bedürfnis nach Bewegung: hypomanischer Typ	melancholischer Typ
b) Bedürfnis nach Lebenszufriedenheit: unterstandloser Penner	Mittelschicht mit Sommersitz
c) Bedürfnis nach emotionaler Bindung: der sich selbst isolierende Mensch (Walk-Man)	neurotischer Nachholbedarf
d) Nahrungsbedürfnis: die «Naschkatze»	Menschen mit zerebraler Atrophie, die nicht wissen, ob sie Hunger haben oder nicht
e) Bedürfnis nach Reinlichkeit: hysterischer Putzfimmel	Bergbauer

b) Bedürfnispflege bei pathologischem Abbauprozeß

Wenn wir schon bei der Krankenpflege mit «normalen» Menschen und ihren seelischen Problemen und Prägungen nicht zurechtkommen, wie sieht dies erst bei Patienten mit pathologischen Abbauprozessen aus?

Tatsache ist, daß es Menschen mit einer zerebralen Demenz gibt (Alzheimer usw.). Es stellt sich nun die Frage, von wem und wie die Bedürfnisse dieser Leute wahrgenommen werden können. Die geistigen Veränderungen, die diese Abbauprozesse bewirken, können auch eine Krankheit und eine Therapieuneinsichtigkeit mit sich bringen und damit ein normales Gespräch im Erwachsenen-Ich lähmen.
Ist es in diesem Falle richtig, daß sich ein 20jähriger Betreuer herausnimmt, die Bedürfnisse seines Patienten aufgrund *seiner* Emotionalität zu entscheiden, ihn also entmündigt?.
Mit der Definition des Wortes «Bedürfnispflege» wollte ich klarmachen, daß ein Pflegeprozeß nur aufgrund einer *pflegerischen Diagnose* Maßnahmen in der Praxis rechtfertigen kann. Dies erfordert aber, daß auch in den Pflegeschulen unsere bisher nur gesammelten Daten aus der historischen und singulären Biographie auszuwerten sind. Daß Pflegepersonen umdenken lernen, aber vor allem wieder *arbeiten* müssen. Arbeiten im Sinne eines Schemas, einer Regel, die im Endresultat dann erst eine Erfolgsrückmeldung unseres Tuns zuläßt, wenn die Krankenpflege einer «Ordnung» unterliegt.

3.2 Theorie der aktivierenden Pflege

Schon unter dem Begriff «aktivierende Pflege» stellt sich jeder etwas anderes vor. Es ist klar, daß dann als Endresultat auch für jeden etwas anderes herauskommt. Ich möchte dies mit einem Zitat aus der

Zeitschrift «Die Schwester – Der Pfleger»: Aktivierung als Pflegeziel (Heft 9, 1983), begründen. Lehr schreibt darin wörtlich: «Aktivierende Pflege ist keine Technik, sondern ein Ziel. Pflege soll die Aktivität fördern und diese nicht durch gutgemeinte Hilfsmaßnahmen überflüssig werden lassen.»
Die aktivierende Pflege wird heute in Fachkreisen als *Ziel* anerkannt. Das heißt jedoch nicht, daß auch überwiegend aktivierend gepflegt wird.
Ich kann mich dieser Ideologie nur teilweise anschließen, da es uns ja gelungen ist, «aktivierende Pflege als Maßnahme» mit verschiedenen Einzelzielen zu kreieren. Ich bin heute der Ansicht, daß

a) der philosophische Anteil, also aktivierende Pflege als Ziel, als «Helfen mit der Hand in der Tasche» bezeichnet werden soll, und nur bei biologischen (kalendarischen) Abbauprozessen angezeigt ist, also nur als Maßnahme (um eine Regression oder einen Hospitalismus zu verhindern) zu sehen ist,
b) die aktivierende Pflege eine Technik ist, die wir als re-aktivierende Pflege nach der Biographie des Patienten und als Reizanflutungsmaßnahme zu verstehen haben.

3.3 Das Pflegeprozeßmodell nach Böhm – die Innovation der Krankenpflege durch das Pflegeprozeßmodell

In der traditionellen Krankenpflege stützt sich die Arbeit des Krankenpflegepersonals überwiegend auf die *medizinische Diagnose* als Grundlage jegli-

cher pflegerischen Tätigkeit. Die Pflegetätigkeit beruht zum einen Teil auf Erfahrung, zum anderen Teil hat die Pflege sehr starken intuitiven Charakter, der auch stark vom gesunden Menschenverstand unserer Kollegenschaft abhängt.
Es hat sich allerdings herausgestellt, daß durch die medizinische Diagnose die *individuellen Pflegebedürfnisse* des Patienten nur sehr verkürzt und unvollständig erfaßt werden können, so daß die Erstellung einer *Pflegediagnose* unabdingbar geworden ist. Auch noch so umfassende pflegerische Erfahrungen, als vorrangige Handlungsgrundlage, erweisen sich als nur begrenzt tauglich. Situationen, die nicht durch Vorerfahrungen abgedeckt sind (alte Pflegeperson mit viel Lebenserfahrung), führen häufig zur Ratlosigkeit und Überforderung.
Zudem ist bis anhin individuellen Bedürfnissen des Patienten durch stereotype Problemlösungsmechanismen nur unzureichend Rechnung getragen worden. Auch die Intuition als ausschließliche Grundlage pflegerischer Tätigkeit wird den Erfordernissen der Praxis nicht gerecht.

Intuition äußert sich in Mitteilungen wie
«Ich habe das Gefühl, daß es mit Frau X ziemlich bergab geht. Sie läßt sich einfach zu sehr hängen. Ich glaube, die muß man mal etwas härter anpakken.»
Subjektive Eindrücke und Einschätzungen sind nach wie vor ein wesentlicher Bestandteil der Erfassung und Beurteilung der Situation des Patienten; diese dürfen allerdings nicht zur alleinigen Quelle

einer *Informationssammlung* werden, da die Gefahr einer Verfälschung der Daten durch die subjektive Sicht der Pflegenden sehr groß ist.
Ein großer Nachteil des traditionellen Pflegekonzeptes ist auch in der fehlenden bzw. mangelnden Pflegedokumentation zu sehen, die sich zudem vorwiegend im somatischen Bereich abspielt, da wir uns mit psychischen Problemen überfordert fühlen. Es reicht also nicht, die Dokumentation auf Vitalwerte und Laboruntersuchungen zu beschränken oder sich im Pflegebericht Erlebnisse (die mit dem Patienten besprochen wurden) von der Seele zu schreiben. Das hat häufig zu Konzeptions- und Strukturlosigkeit geführt (und tut dies noch immer . . .).
Eine Weitergabe von Erfahrungen und Informationen innerhalb der eigenen Berufsgruppe sowie auf interdisziplinärer Ebene ist so nur schwer möglich. Eine «gemeinsame Sprache» (Pflegeprozeßmodell) wäre für mich hierbei sehr hilfreich, da dadurch individuelle Erfahrung strukturiert, objektiviert und somit vermittelbar würde.

Meiner Ansicht nach kann das Pflegeprozeßmodell diese gemeinsame Sprache schaffen
Mit diesem Modell wird dem Pflegepersonal ein Instrument in die Hand gegeben, das für die Planung, Durchführung, Bewertung und Dokumentation der Pflege von großem Nutzen ist und außerdem die Kommunikation innerhalb des multiprofessionellen Teams ermöglicht bzw. verbessert. Ein weiterer Vorteil der Arbeit nach dem Pflegeprozeß liegt in der Tatsache, daß dieses Modell geeignet ist,

das Selbstverständnis der Krankenpflege positiv zu beeinflußen.
Häufig haben sich Angehörige der Pflegeberufe die allgemeine Einschätzung zu eigen gemacht, daß ihre Arbeit im Vergleich zu anderen Disziplinen weniger qualifiziert und vorzeigbar sei (zwei kräftige Arme und ein gutes Herz als Kernstück der Eignung zur Krankenpflege).
Der Pflegeprozeß mit Struktur kann dazu beitragen, daß sich das Selbstverständnis der Krankenpflege positiv verändert und sich aus diesem veränderten Selbstverständnis ein *Selbstbewußtsein* entwickelt. Die Pflegetätigkeit wird durch den Pflegeprozeß sowohl für den Pflegenden selbst als auch für die anderen Berufsgruppen transparenter. Aus einer medizinischen Handlangertätigkeit wird eine eigenständige Disziplin.
In der geriatrischen Arbeit mit verwirrten, paranoiden usw. Patienten ist eine exakte Strukturierung der Arbeit und ein klar definiertes Handlungsmuster, wie es das Pflegeprozeßmodell bieten kann, von besonderer Wichtigkeit, da sonst leicht die Situation entsteht, daß die Verwirrten die Verwirrten verwirren. Diese Situation wird dann heraufbeschworen, wenn die Pflegetätigkeit hauptsächlich auf subjektiven Eindrücken und Intuition beruht. Ein qualifiziertes, den Erfordernissen des Einzelfalles gerechtwerdendes Handeln ist dadurch nicht möglich. Die psychisch-intuitive Pflege in der Geriatrie ist in besonderem Maße emotionsgeladen und -gesteuert und macht deshalb eine Objektivierung notwendig.

3.4 Der Pflegeprozeß aufgrund einer pflegerischen Diagnose

Ich möchte betonen, daß ich hier *nicht* den formalen Inhalt der pflegerischen Maßnahmen beschreibe, da dieser ja durch meine Publikationen hinlänglich bekannt sein dürfte. Ich möchte mich in diesem Abschnitt nur mit den *pflegepolitischen Auswirkungen*, also auch mit der Pflegediagnose, beschäftigen.

Nach meinen nun zwanzigjährigen Erfahrungen vertrete ich die Ansicht, daß sich der Pflegeprozeß aus vier verschiedenen (eigentlich fünf, wenn man die ärztliche Diagnose mitrechnet) Pflegehandlungen zu einer Pflegediagnose zu summieren hat.
Erst nach der sogenannten Pflegediagnose sind pflegerische Maßnahmen (Impulse) möglich, die uns ein Ziel (z.B. die Re-Aktivierung, die Re-Habilitierung oder die Symptomverminderung) auf der Abteilung gewährleisten können.
Die Pflegeerhebung, der Pflegeprozeß und die pflegerischen Ziele sind in Eigenständigkeit durch die Fachgruppe Krankenpflege zu erfüllen und, wie wir bewiesen haben, auch erfüllbar.
Pflegehandlungen, die auch aus der Pflegedokumentation hervorgehen müssen, setzen sich zusammen aus:

a) ärztlicher Diagnose
b) Pflegeanamnese (Kontaktgespräch)
c) Patienten-Status (somatisch, psychisch und sozial) auf Abteilungen
d) differentialdiagnostischer Ausgang
e) Biographie des Patienten.

Erst nach der Erhebung dieser Informationen ist in Annäherungswerten ein Gesamtbild möglich, ist es möglich, eine Bedarfsdiagnose zu erstellen. An diese Verbesserung der Bedürfnisdiagnose (wir verbessern nicht die Befunde, sondern das Befinden) schließen sich die pflegerischen Maßnahmen an:

1) symptomspezifisches Verhalten bei biologischem Abbau,
2) symptomspezifisches Verhalten bei pathologischem Abbau, einschließlich akute zerebrale Dekompensation,
3) Re-Aktivierungsmaßnahmen anhand der Biographie und
4) Spitex-Anteil der Übergangspflege.

a) Ärztliche Diagnose

Wie schon erwähnt, nehme ich die ärztlich-medizinische Diagnose zur Kenntnis, um Verschlechterungen des somatischen Zustandes zu verhindern. Das heißt: Es ist klar, daß in dieser Hinsicht das Pflegepersonal weisungs- und beobachtungsgebunden (Symptomvermittlung) als verlängerter Arm des Arztes tätig wird. Ich lehne mich gegen diese uns übertragene Aufgabe nicht auf. Ich will nur daran erinnern, daß wir in unserem Hauptaufgabengebiet, der Grund- und therapeutischen Pflege, nicht dem Arzt unterstehen, daher selbst kreativ werden können.

b) Pflegeanamnese, Informationssammlung (Kontaktgespräch)

Beim Erstkontakt mit dem Patienten ist es nicht unwichtig, wo und auf welche Weise diese Kontaktaufnahme stattfindet. In der ambulanten Pflege war es zum Beispiel üblich, daß dieser Kontakt durch einen Hausbesuch der Gemeindeschwester beim Patienten zustande kam. Meist initiiert durch den behandelnden Hausarzt oder durch Familienangehörige des Patienten. Häufig ist es auch so, daß der häuslichen Pflege ein Krankenhausaufenthalt vorausgeht. In diesem Fall sollte der Erstkontakt bereits während des stationären Aufenthalts in der Klinik stattfinden, da dadurch die Entlassungsangst des Patienten («Was kommt zu Hause auf mich zu?») deutlich reduziert werden kann. Auch wirkt sich das Gefühl, «der/die holt mich nach Hause», positiv auf den Aufbau einer auf Vertrauen basierenden Beziehung aus. Gerade beim Erstkontakt mit dem Patienten ist es wesentlich, die richtige Ausstrahlung zu besitzen. (Sicheres Auftreten und «wissen, was wir wollen» ist entscheidend). «Ich bringe Sie nach Hause» ist die Ausstrahlung, die ein/e Re-Aktivierungspfleger/-schwester haben soll. Diese wird die Aufnahmebereitschaft des Patienten erhöhen.

Jeder Betagte akzeptiert gegebene Verhaltensmuster. Männer tragen daher Anzug mit Krawatte, denn nur der, der aussieht wie ein Herr, ist auch einer. Ja selbst die Milieusprache gibt Sicherheit und erfordert, wenn sie selbst z.B. hochdeutschsprechender Mittel- oder Oberschichtsangehöriger sind, Empathie Ihrerseits. (Empathie ist die Gabe des Sich-einfühlen-Könnens, der Rollenannahme).

Am Krankenbett hat also medizinpsychologisches Lernen stattzufinden. Beim Erstgespräch hat man sein Rollenbild als Krankenschwester abzulegen.

Wir sind weder Krankenschwestern noch Hilfspfleger, noch Pseudoärzte. Wir sind beim Einstiegsgespräch «geschichtslose Angehörige» oder die «Befreier» schlechthin.
Ich will nicht unerwähnt lassen, daß wir die meisten Kontaktgespräche nebenberuflich in unserer (unbezahlten) Freizeit durchführen. Wir haben somit den Vorteil, vom *Leistungsverhalten* ausgenommen zu sein und daher die Möglichkeit zu einer ausgeprägten Wahrnehmung (Bewußtheit um den Prozeß des Krankseins). Dadurch ist ein tatsächlicher Kontakt (Begegnung) zwischen Betreuer und Betreuten möglich.

NB: Gespräche, die von Schwestern in ihrer Dienstzeit stattfinden, sind eben leistungsabhängig. (Jede Oberschwester ist der Ansicht, Tratschen sei Faulheit.) Unter diesen Bedingungen ist weder eine Akzeptierungsbereitschaft seitens des Patienten noch eine klare Bewußtmachung des Problems für uns möglich.

Es darf gerade in der Geriatrie nie vergessen werden, daß alte Menschen ohne Angehörige dastehen, ihr Ende näherrücken sehen und daher depressiv wirken können. Gerade solchen Patienten aber vermittelt das verlängerte Kontaktgespräch Ansätze zu einem neuen Beziehungsaspekt, und so kann die Stimmung alleine durch Anwesenheit einer Kontaktperson aufgehellt werden.
Der erste zwischenmenschliche Kontakt im Pflegealltag sollte durch eine oberflächliche Belanglosigkeit gekennzeichnet sein. Es geht beim Gespräch *nicht* um ein datenorientiertes, sondern um ein personenorientiertes Gespräch.

Durch das Erstgespräch sollte der Patient aber auch darüber informiert werden, was wir tun und was wir nicht tun – er muß wissen, daß wir ihn nicht *ver-pflegen*, daß wir ihn nicht *ver-sorgen* wollen, sondern daß wir *nur* etwas *bewirken* wollen.
Nur wenn das erste Kontaktgespräch gut verläuft, wenn das Vertrauen gewonnen werden kann, ist ein fruchtbarer Boden für eine weitere Re-Aktivierung geschaffen. Man kann sagen, daß der Umgang mit psychisch Abnormen dem eines normalen Menschen gleichzusetzen ist. Wir müssen uns allerdings die erste Zeit bemühen, das Anders-Sein zu akzeptieren. Korrekturen von Fehlverhalten sind erst nach einer längeren Einstiegszeit denkbar.
Als Informationsquelle für das Gespräch zwecks Pflegeanamnese kommen in Betracht:

- der Patient
- der behandelnde Arzt und das Pflegepersonal
- nahestehende Bezugspersonen
- Familienangehörige
- medizinische Untersuchungsergebnisse;

noch hilfreicher sind Erinnerungsstücke, Andenken (siehe Biographie), die eine tatsächliche Einschätzung der Situation erst ermöglichen:

- alte Dokumente
- Bilder, Fotos
- Zeichnungen
- Ansichtskarten
- Postkarten.

Auch die Berücksichtigung des Wohnviertels und des Wohnmilieus ist eine wertvolle Entscheidungshilfe.

Traditionell war der Blick in der Pflegeanamnese nur auf den Patienten als Individuum gerichtet. Dieser Ansatz muß jedoch heute als überholt betrachtet werden. Die Datenerhebung darf nicht auf den Patienten beschränkt bleiben, denn genaugenommen hat man es mit *drei* Patienten zu tun:

a) dem Patienten
b) der Familie (soziales Mikrosystem)
c) der Gemeinde (soziales Makrosystem),

wobei sich die drei Segmente gegenseitig überschneiden und beeinflußen. Entsprechend können drei Faktorengruppen unterschieden werden, die für eine ganzheitliche Erfassung der Situation und die spätere Re-Aktivierungspflege von Bedeutung sind.

c) Status des Patienten auf der Abteilung

So wie die drei Grundversorgungssegmente (siehe vorher) sollte auch der klinische Status, das ist jener Teil, den man heute in der Pflegedokumentation findet, in drei Abschnitte eingeteilt werden.

1) Physischer Status inklusiv der Personalien; das ist auch jener Anteil, der heute noch als vorrangig beschrieben wird und die Arztpflege unterstreicht.
2) Psychische Faktoren, die den Patienten tangieren; psychiatrische Symptome und ihre Auswirkung auf den Patienten und seine Umgebung.
3) Soziale Faktoren, die ja wohl auch bei manchen psychosomatischen Erkrankungen entscheidend sind.

Diese hier geforderten drei Punkte sind in keinem der bis jetzt zu mir gelangten Pflegeberichte zu fin-

den gewesen; vielmehr gleicht der Stil heutiger Pflegeberichte der einer Dienstbeschreibung.
Zum Beispiel: «Frau H.E. heute nacht bettflüchtig, laut und inkontinent.» Ich weiß dann, daß Schwester Elfi im Dienst war. Schwester Elfi kann nämlich alte Frauen nicht ausstehen und strahlt dies auch durch ihr verständnisloses Gebaren aus. Kein Wunder, daß Frau H. E. nicht schlief.»
Die nächste Eintragung im darauffolgenden Nachtdienst lautet: «Frau H.E. ruhig, ohne Abendmedikation durchgeschlafen» – natürlich, – es war ja Schwester Lore im Dienst. Eine ruhige, ausgeglichene Frau, die keine Schwierigkeiten zu Hause hat. Gatte nie betrunken, Kinder lernen brav, keine Eigenneurose.
Das heißt doch, daß die heutige Pflegedokumentation ein sehr subjektives, wahrheitswidriges Bild gibt, das zusätzlich noch in einem «künstlichen» Milieu entstanden ist.
Patienten der Geriatrie und der Psychiatrie werden doch nur dann als «geheilt» entlassen, wenn sie auf der Station zurechtkommen, das heißt, dort entsprechende *Anpassungsleistungen* erbringen.
Entlassen werden sie dann aber in ein desolates Umfeld. Auf der Station hatten sie zwar gelernt, sich an den Tagesablauf zu halten, regelmäßig an Beschäftigungs-, Arbeits-, Musiktherapien und ähnlichen Angeboten teilzunehmen und pünktlich zu den Mahlzeiten zu erscheinen. Zu Hause haben sie allerdings weder Musikinstrumente noch Modelliermasse und schon gar nicht jemanden, der ihnen die Mahlzeiten kocht. Nach der Entlassung erwartet sie meist eine verwahrloste Wohnung;

Strom und Gas sind oder waren abgestellt, Abflußrohre verstopft. Sie waren oder sind nicht in der Lage, sich eine warme Mahlzeit zu kochen, ihre Wohnung in Ordnung zu bringen oder mit der geringen Rente hauszuhalten.
Das sind nur einige Beispiele, die zeigen sollen, daß selbst mit einer vorbildlichen stationären Behandlung die psychische Dekompensation und die Wiederaufnahme in die Klinik bereits mit der Entlassung vorprogrammiert sein können.
Es ist also unumgänglich, auch eine Statuserhebung des täglichen Lebens zu machen, eine Statuserhebung, die uns der Realität unseres Klienten näherbringt. Dies kann meiner Meinung nach nur im gewohnten Umfeld des Patienten, also in seiner Wohnung und Umgebung erfolgen, so daß wir obligatorisch bei jedem geriatrischen Zugang einen

d) differentialdiagnostischen Ausgang
durchführen. Wie bereits erwähnt, dient der differentialdiagnostische Ausgang der Abklärung, wie sich der Patient zu Hause und in seiner gewohnten Umgebung verhält. Wie sich der Kranke auf der Station darstellt, tritt dabei in den Hintergrund. Die bisherige Crux in der Krankenpflege bestand darin, daß das stationäre Verhalten des Patienten einziges Kriterium der medizinisch-pflegerischen Diagnose war. Dieser Ansatz stellte sich allerdings als falsch heraus, da man die Erfahrung machte, daß sich die Berichte der Station in den wenigsten Fällen mit dem situativen Verhalten des Patienten in seiner vertrauten Umgebung decken.
Es ist einfach Tatsache, daß gefährdete ältere Bür-

ger unter Umständen erst durch die Krankenhausaufnahme/Einweisung bzw. durch den stationären Aufenthalt verwirrt werden. Es ist doch schon für «Gesunde» schwer, sich in der ungewohnten und irritierenden Klinikatmosphäre zurechtzufinden.
Die Frage «Wo befinde ich mich, wer bin ich während des stationären Aufenthalts?» beinhaltet für alte Menschen häufig eine Überforderung. Wen wundert es da, wenn Patienten zum Beispiel ihr Zimmer oder die Toilette nicht (mehr) finden und hinfort als «inkontinent» gelten.
Aber noch schwieriger wird das Problem bei der Frage, welchen Sinn dann ein geschriebener Status der Station hat, oder anders gefragt: Wem dient er? Um einen differentialdiagnostischen Ausgang durchführen zu können, muß vorausgesetzt werden, daß der Patient dazu physisch und psychisch in der Lage ist bzw. während des stationären Aufenthalts in die Lage gebracht wird. Dieser wird ja beim Aufnahmeverfahren von einem aktiv Handelnden zu einem passiv Leidenden umfunktioniert.
Zur Vorbereitung eines differentialdiagnostischen Ausganges erfolgt die Reizanflutung des Patienten durch den Aggressionstrieb. Eine Differentialdiagnose, z.B. durch ein Streitgespräch, soll entscheiden, ob ein Mensch noch lebenswillig ist, den Willen zurückgewinnen kann oder ob er sich bereits dem Destruktions- und Todestrieb ergeben hat.
Ziel des differentialdiagnostischen Ausganges ist es, die Orientierung und die lebenspraktischen Fähigkeiten des Patienten in seiner gewohnten Umgebung zu testen, aber auch, eventuelle Informationsgespräche (Biographie) mit Angehörigen und Haus-

bewohnern sowie eine Inspektion der Wohnung durchzuführen.

Dabei sind folgende Details wichtig:

- Erkennt der Patient seinen Wohnbezirk wieder? Findet er sein Haus? Findet er seine Wohnung?
- Ist er in der Lage (obwohl auf der Abteilung als verwirrt beschrieben), seine Wohnung auf- und zuzuschließen?
- Kann er noch mit seinen technischen Geräten umgehen (Gas, Strom)?
- Kann er sich wenigstens noch in seiner Wohnung orientieren?

usw.

Natürlich ist meine Pflegeorganisation auf Re-Habilitierung in der Wohnung aufgebaut, das heißt, unser pflegerisches Ziel ist immer die Rückkehr in die eigene Wohnung.

Aber auch bei jenen Patienten, die im Heim bleiben sollen, müßte der differentialdiagnostische Ausgang als wesentliche Symptom- und Biographieermittlungsquelle obligatorisch angewendet werden. Denn erst mit diesen Daten ist eine Befindensverbesserung möglich.

Der erste Schritt vom schützenden Rahmen eines Spitals zurück in die Freiheit ist relativ schwierig, da der Patient plötzlich wieder mit der Härte der Realität konfrontiert wird.

NB: Diese Situation kennt man auch in anderen Disziplinen der Medizin. Ich möchte dabei vor allem auf die Neurologie und Unfallchirurgie (überwiegend bei Fremdarbeitern) verweisen, wo nach einem Klinikaufenthalt ganz plötzlich bei der Entlassung psychosomatische Störungen durch Überforderung auftreten.

Schon beim differentialdiagnostischen Ausgang ist zu trainieren, daß der «Lebenskampf» wieder aufgenommen wird bzw. der Patient sein Vertrauen zu sich selbst wiederfindet.

e) Singuläre und historische Biographie des Patienten als pflegediagnostisches und pflegetherapeutisches Hilfsmittel zur «aktivierenden Pflege»

Die aktuelle Situation alter Menschen kann nicht losgelöst werden von ihrer jeweiligen *singulären und sozialhistorischen* Biographie, der individuellen, ihnen eigenen Lebensgeschichte und den Problembewältigungsmechanismen. Ich rede hier nicht der Theorie das Wort, daß alt eben alt ist und keine Veränderungen mehr vonstatten gehen könnten. Allerdings hat man es in der Betreuung unseres Patientengutes vorrangig mit Patienten zu tun, denen eben eine gewisse Rigidität eigen ist. Sicher gibt es auch alte Menschen, die noch mit 75 Jahren beginnen, neue Hobbies zu entwickeln, sich mit Literatur zu beschäftigen und sich vielleicht auch in psychotherapeutische Behandlung begeben (vgl. Petzold/Bubolz 1979).

Dies sind aber nicht unbedingt *die* alten Menschen, denen wir im pflegerischen Alltag begegnen. Durch die Mittelschichtorientierung vieler Autoren könnte hier ein falscher Eindruck entstehen.

Gerade die Ghettosituation ist, von der Wiege bis zur Bahre, eine prägende Situation, der nur wenige entkommen. Ich habe diese Situation zu verdeutlichen versucht mit Forschungsarbeiten über Unterschichtangehörige (s. «Ist heute Montag oder Dezember?»).

Ich halte es für den stationären Bereich für abwegig, mit psychisch erkrankten alten Menschen zu basteln oder sie in ausgeklügelte Therapien zu schikken. Der heute 90jährige hat in seinem Leben vielleicht nie gebastelt, sondern schwer gearbeitet, zwei Kriege erlebt, seine Kinder unter schwierigsten Bedingungen großgezogen, täglich für eine zehnköpfige Familie gekocht usw.

An diesem zu eruierenden Punkt (siehe Abschnitt Gespräch zur Biographieermittlung) sollte man nach der Pflegediagnose auch das Re-Aktivierungs- und Re-Integrationsprogramm ansetzen. Man sollte also nicht unbedingt das therapeutische Angebot der Klinik nutzen, sondern vielmehr vom «biographischen Angebot», das vom Patienten kommt (zum Beispiel Kochtraining in der eigenen Wohnung – Altgedächtnisleistung ist Sicherheit – statt in der klinikeigenen Probeküche), ausgehen.

Andernfalls könnte es dazu führen, daß Desorientierte zusätzlich irritiert werden («Ich verstehe die Welt nicht mehr»).

Arbeit am Altgedächtnis des Patienten stabilisiert die Identität, gerade des Verwirrten, und gibt Sicherheit. Wir haben auch festgestellt, daß es sich meist positiv auswirkt, wenn der Pflegende und der Patient die gleiche Sprache sprechen (Dialekt) und aus derselben sozialen Schicht kommen (oder die andere wenigstens begreifen), da dies wiederum dem Patienten Vertrauen gibt.

Wie wichtig die Berücksichtigung der Biographie ist, wird schon dadurch deutlich, daß es ganz ent-

scheidend von der bisherigen Lebensgeschichte abhängt, wie der Patient seine Krankheit erlebt.
Einer, der immer viel gelesen hat, wird auf eine Sehbehinderung depressiver reagieren als auf eine sonstige Behinderung, ein Kranker, der handwerklich tätig war, wird eine Handlähmung schwerer verkraften als eine Schwerhörigkeit, auf die wiederum ein Musikliebhaber resignierend reagiert. Diese hier angeschnittenen Punkte sind für eine Pflegediagnose und deren Problemformulierung absolut notwendig.
Obwohl ältere Menschen untereinander verschieden sind und keineswegs eine homogene Gruppe darstellen (singuläre Biographie), lassen sich heute bei alten Menschen doch biographische Gemeinsamkeiten feststellen, da sie als Generation eine gemeinsame Sozialgeschichte (historische Biographie) besitzen und ähnliche Lebenserfahrungen gemacht haben (Ghetto-spezifische Biographie).
Aus der Lebensgeschichte kann man auch das

a) symptomspezifische Verhalten des Patienten bei biologischen Abbauprozessen und das
b) symptomspezifische therapeutische Verhalten bei Patienten mit pathologischen Abbauerscheinungen

ableiten.
Das im Alter auftretende psychische Phänomen hat sowohl Befriedigungs- (die Fürsorge der Umgebung) als auch Bestrafungscharakter (man ist nicht mehr vollwertig, fühlt sich krank, mangelhaft). Unabhängig von der Tatsache, daß die Lebensgeschichte als Teil der Pflegediagnose benötigt wird, ist das Reden über das Leben des Patienten selbst

schon Therapie. Alte Menschen betrachten dadurch ihr Leben neu, lassen es Revue passieren und leisten so Integrationsarbeit (identitätssichernde Funktion). Dies weckt Emotionen, gleich ob positiv oder negativ, und man lebt.
Allgemein ist in der Arbeit mit Psychischkranken erstes therapeutisches Ziel, daß der Patient sich besser verstehen lernt. Bei schweren Formen psychischer Erkrankung, bei denen dies auch mit biographischen Gesprächen nicht mehr zu erwarten ist, kommt es darauf an, daß wir uns auf seine individuelle Situation einstellen. Da wir seine Symptome auch aus der Biographie (schlechtes Gewissen bis zu Paranoia usw.) heraus begreifen und so verstehend reagieren können.
Erst aufgrund dieser Sammlung von Daten kann man darangehen, diese zu analysieren und auszuwerten, eine Pflegediagnose zu erstellen.

Die Pflegeanamnese
+ ärztliche Diagnose
+ Status auf der Abteilung
+ Biographie
+ differentialdiagnostischer Ausgang

= Pflegediagnose

Zunächst geht es darum, welche Probleme der Kranke hat, die für die Pflege von Bedeutung sind. Wichtig ist bei der Eruierung von Pflegeproblemen der Vergleich des aktuellen Status mit dem früheren Zustand, da dies vielfach auch Aufschluß über das subjektive Problemerleben des Patienten gibt (Biographie).

3.5 Pflegediagnose und ihre Deutungsmöglichkeit

Erst aufgrund der vorangegangenen Ermittlungen kann objektiver etwas zum Befinden eines Patienten gesagt werden. Wenn Menschen mit Menschen zusammenkommen, wird dies niemals eine emotionslose Begegnung sein. So ist eben auch unsere eigene Biographie bei einer realen Beurteilung zu berücksichtigen, denn auch der Beurteiler wurde in ein spezifisches Umfeld «hineingeboren» und sieht das Leben aus dieser Prägesituation.
Trotzdem sollte sich die Pflegeperson bemühen, vom Erwachsenen-Ich auszugehen und nicht vom Kindheits-Ich, also auf Emotionen nicht emotional zu reagieren. Auf Pflegeprobleme des sozialen (hat der Patient Geld oder nicht usw.) sowie des somatischen Geschehens sollte bei der Pflegediagnose (Problemermittlung des Patienten) nicht eingegangen werden.

3.6 Pflegediagnose subjektiv/objektiv

Subjektiv
Die psychische Pflegeproblematik, die zuerst abzuklären ist, ergibt sich aus der Tatsache, daß beim geronto-psychiatrischen Patienten oder beim auffallenden Betagten entweder der Patient selbst oder der Nachbar (die Familie, usw.) oder die Betreuungsperson Probleme hat.
Das heißt, daß nicht nur *wir* einen problematischen Patienten 24 Stunden lang haben, *sondern er uns auch!* Gerade sogenannte schwierige Patienten wer-

den nicht fachlich betreut, da sich die Betreuungsperson oft vor der Aufgabe scheut.

NB: Viele geronto-psychiatrische Patienten könnten noch alleine zu Hause leben, wenn sie nicht einen Betreuer bekommen hätten, der mit ihnen überfordert ist und sie folglich in ein Heim abschiebt. Hier ist die Betreuung nicht sachlich, sondern emotional gesteuert. Wie weit man solche subjektive Maßnahmen durch eine Supervision in den Griff bekommen kann, überlasse ich Ihrer Beurteilung.

Fest steht, daß Betreuer meistens mehr Probleme haben als die Patienten. Daraus folgt, daß fast gesunde Betagte wegen Betreuern kränker und psychisch auffälliger werden.

Objektiv

Um ein zu großes Abrutschen in die Emotion (Mitleid, usw.) zu verhindern, hat die Pflegebedarfsermittlung aufgrund eines Schemas zu erfolgen. Daher eruieren wir, wie weit ein kausaler Zusammenhang zwischen der derzeitigen *Symptomatik und der Lebensgeschichte* herzustellen ist, wenn zum Beispiel eine Mutter, um ihrem erwachsenen Kind nicht im Wege zu sein, in ein Heim geht, usw. Danach richten sich dann die Pflegebedürfnisse.

Fragenkatalog

1) Welche Auslösungsmomente sind für eine akute zerebrale Dekompensation verantwortlich? Diese sind anhand der Lebensgeschichte festzustellen.

2) Welche biographischen Hintergründe sind für das jetzige Auftreten einer pathologischen Symptomatik verantwortlich?
3) Sind Familiendramen die Ursache für die Realitätsflucht; reagiert der Patient deshalb mit Desorientiertheit?
4) Haben Schuldgefühle, Verfehlungen zu der paranoiden Symptomatik beigetragen?
5) Waren primäre Versündigungsideen das Auslösungsmoment?
6) Ist ein langes schweres Leiden aus nicht erfüllbaren Über-Ich-Normen verantwortlich für den Zustand unseres heute 80jährigen?
7) Ist das Sammeln alter Dinge eine Maßnahme, die den Alten Sicherheit gibt?
8) Sind Verhaltensstörungen des Mieters den Mitbewohnern schon immer ein Dorn im Auge gewesen?
9) Liegt ein neurotisches Nachholbedürfnis nach Anerkennung vor?
10) Liegt ein Nachholbedürfnis nach Zärtlichkeit vor?
11) Hat der Patient eine negative Lebensbilanz gezogen – ist er suizidgefährdet?
12) War er ein Findelkind, lebte er in verschiedenen Heimen, ist dies sein lebensbestimmendes Erlebnis? Will er deshalb jetzt nicht mehr leben?
13) Litt er immer schon unter Sympathikotonie? Wird er heute durch Hausordnungen usw. eingeengt?
14) Hat er noch Lebenswillen oder überläßt er sich Destruktionsgefühlen?

15) Hat er aufgrund seines Lebens so abnorme Prägungen, daß ihn die jetzige Umgebung nicht verkraftet?

Von den Antworten auf die hier als Auswahl aufgezählten Fragen lassen sich die notwendigen *Pflegeziele* ableiten.

3.7 Pflegeziele

Ist die Pflegediagnose erstellt, stehen die Probleme des Patienten fest, für deren Lösung er unserer Hilfe bedarf. Daher ist der nächste Schritt die Zielformulierung. Die Pflegeziele geben die Richtung der geplanten Pflege an, die zur Problemlösung eingeschlagen werden soll. Sie sind zugleich der Maßstab, an dem die Wirksamkeit der geplanten Pflege beurteilt wird. Das heißt: der Weg von der *Ist*-Situation (Problemformulierung) zur *Soll*-Situation (Pflegeziel) wird abgesteckt.
Folgenden Anforderungen sollen Pflegeziele genügen:
Sie sollen patienten- und problemorientiert (vor allem symptomorientiert) sein. Patientenorientierung beinhaltet, daß die Ziele vom Patienten her formuliert werden. Es ist nicht primär wichtig, was *ich* als Pflegeperson erreichen will, sondern primär ist der *Wille* bzw. der angenommene Wille des Patienten bei der Zielformulierung zu berücksichtigen.
NB: Die teilweise stark «abgebauten» Patienten sind juristisch gesehen *nicht* entmündigt. Da-

her können wir sie auch nicht psychologisch entmündigen, z.B. einem Kind unter sechs Jahren gleichsetzen. (Ich darf Sie an das erste Kapitel erinnern, in dem die Krankenschwester Muttterersatz ist). Ja man kann doch nicht, die wird verhungern ... Ja das geht doch nicht, die stürzt ... Um Gotteswillen, die zündet sich noch die Wohnung an ... Noch ein Löffel für die Mutter ...

Hier gibt es starke Differenzen unter der Pflegerschaft. Die eine Schwester sagt, der Patient soll aufstehen. Die am darauffolgenden Tag Diensthabende legt den Patienten wieder nieder.

Wenn wir selbst nicht wissen, was wir wollen, wie sollte dies dann der Patient erkennen?

Unabhängig von Divergenzen in der Pflege haben wir noch bei der Problemdefinition und der Zielformulierung mit Differenzen zwischen Institution und Patient, Angehörigen und Patient und politisch unterschiedlichen Anschauungen der Betreuenden zu rechnen.

Gewinnt ein Politiker die Wahl mit dem Slogan: «Alle alten Menschen gehören in ihre Wohnungen», kann auch der schlechteste Rehabilitations-Pfleger mit großem Erfolg rechnen. Ist genau das Gegenteil der Fall, kann auch das beste Rehabilitations-Team keinen einzigen Patienten in die Wohnung re-integrieren. Wesentlich erscheint aber, daß wir wenigstens wissen, was wir wollen!

Die Ziele sollen weiter «problemorientiert» sein, was nicht mit ursachenorientiert gleichzusetzen ist. Die Ursache der Symptomatik ist für die Pflege nicht immer primär wichtig (ärztliche Diagnose),

sondern die durch die Symptomatik entstehenden Probleme und Beeinträchtigungen (symptomspezifischer Ansatz).
Dabei sollen die Ziele analog zur Problemformulierung entsprechend ihrer Dringlichkeit geordnet werden. Diese Prioritäten müssen ebenfalls patientenorientiert sein. Der Pfleger muß das tun, was für den Patienten erforderlich ist, und nicht auf Ersatzhandlungen ausweichen. Zum Beispiel: Weil er psychotherapeutisch kein ROT (Realitäts-Orientierungs-Training) erzeugen will, versucht er (für den Patienten) den Hilflosenzuschuß zu bekommen. Weil ihm das Gespräch im Sinne der negativen Intention bei einer paranoiden Patientin zu schwer erscheint, führt er sie zum Augenarzt.
Beispiele solcher Erfahrungen würden ein Buch füllen. Das heißt: In der Praxis macht jeder das, was ihn nichts angeht, weil er zur Erledigung seiner eigentlichen Aufgabe nicht fähig ist!!!
Die Ziele sollen erkennbar sein und den Patienten nicht überfordern (verlängerte Adaptationszeit ist bei allen Handlungen zu bedenken).
In der Vergangenheit machte sich bei der Frage, was in der therapeutischen Pflege bei Betagten denn noch erreichbar sei, sehr schnell therapeutischer Nihilismus breit. Diese Haltung ist heute allerdings im Wandel begriffen, da sich mehr und mehr die re-aktivierende Pflege in der Arbeit mit alten Menschen durchsetzt (Ciompi, 1970).

NB: Manchmal ist vollkommen unabhängig davon, ob die Pflegepersonen dies wollen oder nicht, der Betreuungsaspekt mit Herz dann zweitrangig, wenn nicht mehr genügend Geld vorhanden ist. Dies dürfte bei der steigenden Zahl alter Menschen recht rasch der Fall sein.

Ein einfaches Kausalitätsdenken, das früher die Bedeutung zerebraler Abbauprozesse in den Vordergrund stellte, hat der Vorstellung eines komplexen Netzwerkes (sich gegenseitig bedingender Faktoren) Platz gemacht, in welches neben zerebralen und somatischen Aspekten vor allem auch das Feld psycho-sozialer Gegebenheiten mit einbezogen ist. In der Folge konnte auch der Begriff «Demenz» nicht mehr länger im Sinne eines irreparablen Defekts aufrecht erhalten werden. Die pluridimensionale Forschung hat eine Vielzahl von Faktoren aufgedeckt, welche eine zerebrale Grundstörung verschlimmern oder mildern können. Hier sind Ansatzpunkte für die Krankenpflege erkennbar.
Die Übergangspflege, die wir auf der Grundlage der Reversibilitätstheorie erarbeitet haben, hat sich allgemein zum Ziel gesetzt, den Patienten mit der Differentialdiagnose so schnell wie möglich (Pflegeziel) *von der Liegephase in die Gehphase* zu bringen. Übergreifendes Fernziel ist immer der in die Wohnung re-integrierte Patient.
Es handelt sich hier sicher um ein hochgestecktes Ziel. Dieses kann aber bei 70–80% unserer multimorbiden alten Menschen (durchschnittlich 80jährigen) auch erreicht werden. Ich bin der Ansicht, daß in diesem Zusammenhang der Mechanismus der «Self-fulfilling-Prophecy» (bei einer optimistischen und zuversichtlichen) Grundeinstellung des Personals einen positiven Einfluß ausübt. Ebenso macht sich der therapeutische Nihilismus im umge-

kehrten Fall negativ bemerkbar. Dieser therapeutische Erfolg wird zum wesentlichen Teil daran gemessen, wie sich der Patient in seiner Umgebung zurechtfindet, mit seiner Umwelt zurechtkommt und wie er die sich ihm stellenden Aufgaben bewältigt.

3.8 Die Planung der Pflegemaßnahmen und deren Durchführung

Stehen Probleme und Ziele fest, können die Pflegetätigkeiten geplant werden, die das gesteckte Ziel verwirklichen und das Problem bewältigen helfen. (Probleme bewältigen heißt jedoch nicht unbedingt, Probleme lösen).
Die Pflegemaßnahmen leiten sich von der Pflegediagnose und den Zielen ab. Sie beschreiben spezifische Pflegetätigkeiten, wobei Angaben über den Zeitpunkt bzw. die zeitlichen Abstände und die Häufigkeit der Maßnahmen nicht fehlen sollten.
Allerdings sollten die Maßnahmen konkret benannt werden (symptomspezifisch und handlungsorientiert), denn vage Formulierungen wie «den Patienten emotional stützen», helfen in der Praxis wenig weiter.

3.9 Kustodiale versus aktivierende Pflege

Die Planung der Maßnahmen ist entscheidend abhängig davon, ob das Therapiekonzept eher kustodial (Bedürfnisverbesserung in der Anstalt) oder eher in Richtung Spitex (Rehabilitierung in der Wohnung) orientiert sein soll. Traditionell hat die Altenpflege eher eine kustodiale Prägung, die sich zu ihrer Rechtfertigung auf die sogenannte Disengagement-Theorie beruft. Diese Theorie besagt, daß es im Alter zu einem gegenseitigen Ablösungsprozeß zwischen Individuum und Gesellschaft kommt. Der allmähliche Rückzug von früheren Interessen und Aktivitäten auf eine passivere und selbstbezogenere Haltung, der sich unter Mithilfe der Umgebung vollzieht, wird als natürlicher, in der Regulation des Körpers verankerter Prozeß angesehen, was das psychologische Gleichgewicht nicht beeinträchtigt, sondern eher verbessert. Laut dieser Theorie ist es also falsch, durch re-aktivierende Pflege auf einer möglichst langen Beibehaltung aller früheren Aktivitäten und Interessen zu bestehen.

Bei genauer Betrachtung ergibt sich, daß Disengagement zu einem beträchtlichen Teil (wenn auch nicht vollständig) unfreiwillig, von der Gesellschaft erzwungen ist, daß der Verlust an Aktivität die Selbstregulation empfindlich stört und einen wirklichen Rückzug zur Selbstbesinnung und Integration sogar unmöglich macht.

Die Disengagement-Theorie hat sicherlich ihre Berechtigung. Sie sollte jedoch nicht unterschiedslos auch auf diejenigen angewandt werden, die noch leben wollen. Das Recht auf Ruhe hat sich heute leider schon zu einer gesellschaftlich erzwungenen «Pflicht zur Ruhe» gewandelt. Ich darf, wie schon von mir beschrieben, auf die Emanzipierungsbewegung («Graue Panther») der betagten Gesellschaft

und auf die Differentialdiagnose nach Böhm (Leben oder Sterben) erinnern.
Wir vertreten sehr konsequent den re-aktivierenden Ansatz in der Altenpflege und fördern durch Fordern. Ich bezeichne diese Pflegeform als «Helfen mit der Hand in der Tasche» und meine damit, daß wir etwas Gutes zu bewirken und nicht etwas Gutes zu tun haben. Der Zeitaufwand ist dabei meist größer (Bett selbst machen bzw. die Patienten ständig auffordern, daß die Betten gemacht werden sollen), der therapeutische Effekt im Sinne einer Rehabilitierung-Re-Integrierung allerdings auch. Dies sogar auch bei sogenannten stark abgebauten Pflegefällen.
Meiner Meinung nach wird durch den kustodialen Behandlungsstil aus jedem «gehenden» Patienten ein «liegender» und sehr schnell aus dem liegenden Patienten eine *«hospitalisierte Rehableiche»*.
Um dies zu verhindern, wurden in unserer Anstalt die Begriffe des teilstationären Patienten bei Tag, und des teilstationären Patienten bei Nacht eingeführt. Das heißt, daß auch Menschen (manche werden von der Polizei angehalten und zu uns gebracht) mit einer akuten zerebralen Dekompensation nicht mehr aufgenommen werden (also *kein* Bett bekommen, da das Spitalbett ja einen Krankheitsbeginn darstellt), sondern nur einen Tag oder eine Nacht zur ambulanten Begutachtung bleiben und dann wieder mit Hilfe von psycho-sozialen Pflegepersonen, den Übergangspflegern, das Haus verlassen. Dies hat mit sich gebracht, daß wir Hospitalisierungen verhindern und Dekompensation haben einstellen können.

Wir müssen zwei Kategorien von Patienten und entsprechenden Zielen und Planung unterscheiden:

Trennung der Patienten nach Indikation

Demenzen eher irreversibel Typ Alzheimer Typ Multiinfarkt Demenz	*Pseudo-Demenzen* spontan reversibel organisches Psychosyndrom zerebrale Dekompensation psycho-soziale Dekompensation
Patienten meist im psychiatrischen Krankenhaus, Altersheim	Patienten meist auf internen Stationen und Transfer
mindestens zwei Wochen Aufenthalt im Psychiatrischen Krankenhaus	Schlafgäste ambulant (Tag und Nacht)
Zweck Re-Aktivierung Training des Gedächtnisses	*Zweck* Rückfallsverhinderung Hospitalisierungs-Verhinderung
daher Übergangspflege	*daher* Starthilfe

obligatorisch für alle Patienten zur pflegediagnostischen Absicherung:
Differentialdiagnostischer Ausgang

ca. 65 Stunden in drei Monaten	ca. 30 Stunden in zwei Wochen Natürlich kann ein akuter Patient zum Training zur Übergangspflege kommen
eher Stationsgehilfen	eher dipl. psychiatrisches Personal

Die re-aktivierende Pflege stützt sich zum einen auf die Reversibilitätstheorie (Ciompi), zum anderen auf die Disuse-Hypothese (Berkowitz nach Fischer und Fischer, 1983), nach welchen Fähigkeiten und Funktionen, die nicht gebraucht werden, verkümmern.

Analog spricht man in der Biologie und Medizin von einer Inaktivitätsatrophie. Bei einer Nichtbenutzung kommt es im Gehirn zu einer Reduktion von Synapsen. So ist im körperlichen wie auch im geistig-seelischen Bereich ein *dauerndes Training* vorhandener Fähigkeiten erforderlich, um einer Inaktivität vorzubeugen.

Aktivierung, vor allem aber *Stimulierung*, ist lebensnotwendig. Entzug von Stimulierung führt, wie die Hospitalisierungsforschung und Deprivationsexperimente gezeigt haben, zu schwerwiegenden psychischen Störungen.

Gerade der alte Mensch ist in der Situation, in welcher sein Erregungsniveau durch den Entzug sozialer (auch Streit), sensorischer und perzeptueller Stimulierung erheblich reduziert wird und er in seinen Fähigkeiten und Möglichkeiten Einbußen hinnehmen muß. Eine Aktivierung und multiple Stimulierung auf körperlicher, emotionaler und kognitiver Ebene vermag Involutionsprozessen entgegenzuwirken (vgl. Petzold in Petzold/Bubolz, 1979).

Den aktivierenden Ansatz in der Pflege durchzuhalten ist für den Pflegenden allerdings nicht immer ganz einfach. Nicht nur aufgrund eventueller Widerstände des Patienten. In der Öffentlichkeit herrscht das Bild «des guten Pflegers» noch vor. Den Alten gegenüber soll man bei Tätigkeiten helfen, die ihnen schwerfallen, sie nach Kräften unterstützen, d.h. sie ihnen abnehmen. Der Pfleger soll nett, lieb und freundlich sein.

Auch der Pflegende selbst ist durch das Helfer-Syndrom (starke Über-Ich-Norm) oder gesellschaftlicher Etikette in seinem Verhalten gegenüber alten Menschen geprägt. Und nun plötzlich: «Mach dein Bett selber, Oma». Daß dies nicht nur durch die provokative Formulierung, sondern auch inhaltlich zunächst einmal schockiert und auf Ablehnung stößt, ist auch für mich einleuchtend und eingeplant.

Hier wird deutlich, wie wichtig es ist, durch Fortbildungen und Supervision die verunsicherten Pflegepersonen («ist es eigentlich richtig und menschlich, was ich da mache») aufzufangen und durch gezielte Öffentlichkeitsarbeit einen allmählichen gesellschaftlichen Bewußtseinswandel herbeizuführen.

Die beste aktivierende Pflege ist zum Scheitern verurteilt, wenn Angehörige und Nachbarn durch falsch verstandene Hilfsbereitschaft und «Nächstenliebe» sowie neurotischen Altruismus die aktivierende Pflege, ohne «den Alten zu fragen, was er denn will», boykottieren.

Da bei einer nur an Funktionen orientierten Pflegeauffassung der «Pflegeprozeß» auf Verständnislosigkeit stößt (Reichmann), sollen anhand einiger Beispiele Denkanstöße gegeben und geweckt werden.

3.10 Fallbeispiele

Fall 1

Ärztliche Diagnose
Asklerotische Demenz.

Status auf Station
Es handelt sich um eine im Umgangston eher barsch agierende Person. Sie ordnet an, beherrscht die Szene und versucht auch bei Gruppensitzungen die Alphaposition zu übernehmen. Kontaktierungsgespräche verlaufen ohne Erfolg. Sie ist der Ansicht, daß Pflegepersonen Diener sind und schickt aufopfernde Schwestern Tag und Nacht durch die Station.
Zwischendurch konfabuliert sie und sucht *ihr Geld.*

Differentialdiagnostischer Ausgang
Dabei findet sich eine total verrümpelte Wohnung vor. Strom und Gas sind seit zehn Jahren abgeschaltet. Kreuz und quer finden sich Essensreste und verdorbene Nahrung. Sie sucht sofort ihr Geld, das sie am WC unter der Spülung hängend findet. Sie bezeichnet auf dem Gang vorbeigehende Mitbewohner als Gesindel.

Biographie
Ein Leben lang eine sich für den Beruf aufopfernde Oberschwester, die sich kaum um ihre Familie kümmerte, da sie die Stufenleiter des Erfolges erklimmen wollte. Sohn starb an einer Beinverletzungs-Phlegmone, die *sie übersah.* Tochter ertrank in einem Waschbottich, *während sie im Dienst war.* Gatte war Musiker und nie zu Hause. Ihr schönstes Erlebnis: daß der Oberarzt in sie verliebt war, daß sie viele Männer bei einer Tanzveranstaltung zum Tanz aufforderte.

Pflegemaßnahmen
Neurotisches Profilierungsgehabe in Verbindung mit schlechtem Gewissen. Das einzige, das ihr Sicherheit gibt, ist ihr Gerümpel und ihr Geld, daher kann eine Wohnungssanierung nur fragmentarisch durchgeführt werden. Gesprächsthema: Erzählungen aus ihrem Oberschwester-Leben geben Profilierungsmöglichkeit. Katholische Beichte gegen schlechtes Gewissen durchgeführt.

Ärztliche Diagnose
Asklerotische Demenz mit paranoiden Ideen, Kardiopathie, Hepatopathie.

Status auf Abteilung
Voll bewegliche, mobile Frau ohne vital beeinträchtigende somatische Erkrankungen. Etwas verlangsamte Denkweise. Keine paranoiden Ideen explorierbar. Die Patientin erscheint eher so, als bereite sie sich auf eine Hospitalisierung (Disengagement) vor.

Differentialdiagnostischer Ausgang
Es findet sich eine etwas verbarrikadierte Wohnsituation vor. Die Patientin gibt an, nachts plötzlich Stromstöße von 1000 Volt in die linke Zehe zu bekommen. Ins rechte Ohr sagen ihr Stimmen, daß sie eine Schlampe sei. Aggressoren kommen nachts und bedrängen sie.

Milieu
Nachbarn geben an, Frau W. schreie nachts laut auf dem Gang, wecke dabei die Mitbewohner auf. Sie sei eine Irre und gehöre ins Narrenhaus. Im Hausparlament wurde eine Einweisung beantragt.

Biographie
Flucht aus der ČSSR 1930, dabei ließ sie ihr neugeborenes Kind zurück. Bei der Flucht wurde sie vergewaltigt und mit einem Gewehrkolben auf die linke, große Zehe geschlagen. Sie verdient ihr Geld als Wirtshausköchin und hat nicht mehr geheiratet. Ob ihr Kind lebt oder nicht, entzieht sich ihrer Kenntnis.

Pflegemaßnahmen
Frau W. plagt das schlechte Gewissen. Es ist kein Wunder, daß sie beschimpft und bedroht wird.
Therapie: negative Intention (Bejahung der Wahnidee, Therapie gegen Angst).
Gegen die Stromstöße wurden Gummistiefel gekauft, mit denen sie auch jetzt noch schläft. Gegen die Stimmen wurde eine katholische Beichte durchgeführt. Sie konnte ihre Schuld von der Seele sprechen (Entlastungsgespräch). Da sie böhmische Köchin war, stellte sie für das ganze Haus (als therapeutische Maßnahme) Buchteln her, die sie selbst an die Bewohner verteilte und damit den Eindruck einer Irren selbst korrigieren konnte.

Ärztliche Diagnose
Alkohol-Enzephalopathie, Hepatopathie, Schenkelhalsfraktur, Kollaps, Aphasie, massiver Gewichtsverlust, Kachexie, Dekubitus an beiden Gefäßbacken, Oberarmen und Fersen.

Status auf Station
Patientin nachts schlaflos, unruhig, laut und verbal aggressiv. Sie beschimpft beim Umbetten die Pflegepersonen. Einige Zehn-Schilling große Ulzerationen am Gesäß, Dauerkatheter. Ihr Zustand ist liegend unmobil. Da die Patientin auf einer allgemeinen Station liegt, soll ein Antrag auf Einweisung ins Altersheim eingereicht werden. Die Patientin verweigert dafür die Unterschrift.

Differentialdiagnostischer Ausgang
Wir eruierten: Die Patientin ist tatsächlich und absolut verbal aggressiv, beschimpft auch uns, als wir ihr mitteilen wollten, daß wir sie rehabilitieren möchten, dies aber nicht könnten, da sie «liegend» sei. Da die Patientin aber so aggressiv war (also lebte und leben wollte), fand kein Ausgang statt. Wir führten sie mit dem Krankenwagen nach Hause.

Singuläre Biographie
Erst durch die Biographie, die die Patientin erzählte, lernten wir den Pflegeprozeß kennen, dem sie sich selbst unterzog. (Wir wußten nicht, was wir taten, uns tat nur die Frau leid). Die Patientin ging schon als Kind (Findelkind) von Heim zu Heim, von Tante zu Tante, obwohl sie mit ungeheurem Freiheitstrieb ausgestattet war.

Pflegemaßnahmen
Frau L. stand bereits am zweiten Tag in der Wohnung selbst auf und versorgte nach zwei Wochen ihren Haushalt alleine. Ein sogenanntes «Wunder», das aus der Biographie verständlich wird.

Teil 2

Kausales zur Pflegediagnose

Im ersten Teil meines Buches habe ich mich mit der praxisrelevanten Umsetzung der Pflegetaktik auseinandergesetzt. Im zweiten nun folgenden Teil möchte ich etwas von der Hintergrundsymptomatik und den Weg meiner Pflegeerfahrung aufzeigen.

1. Medizinische und pflegerische Terminologie in der Altersheilkunde

Viele Jahrzehnte war das Fach der Alterskunde und Altersheilkunde verpönt und wurde als uninteressant abgelehnt. Heute ist Geriatrie allerdings «*in*» geworden und ein «Tummelplatz» für die verschiedensten Profis.
Es herrscht ein Hegemoniestreit zwischen den verschiedenen Fachdisziplinen, der sich auch auf die Terminologie der Krankheitsbilder und ihre diagnostische Deutung auswirkt.
So findet man, von den verschiedensten Fachrichtungen geprägt, mehr oder weniger gut diagnostiziert, Krankheitsbezeichnungen für Altersveränderungen der Betagten wie ASKL, senile Demenz, psycho-organisches Hirnsyndrom, zerebrale mentale Störung, Hirninsuffizienz im Senium, usw. Zwischen Reversibilitäts- und Irreversibilitätstheorie wird allerdings kaum unterschieden bzw. haben die Praktiker diese Ausdrücke noch nicht in ihren Sprachschatz aufgenommen.
Selbst über die Überschrift eines Fachgebietes ist man sich nicht einig, so daß Betagtenpflege Geron-

to-Psychiatrie, Gerontologie oder gar Sozio-Geriatrie heißen kann.
Da ich mich aber als «Pflegeperson» nicht in diese Frage der Grundsatzausbildung einmischen kann, muß ich wohl oder übel für mich persönlich Betagtenpflege wie folgt definieren.

2. Definition der Betagtenpflege

Betagtenpflege ist der gezielte Umgang mit Menschen über 65 Jahren, die an einer Hirnleistungsstörung erkrankt sind, oder unter denen andere (Verwandte, Nachbarn) zu leiden haben. Die Hirnleistungsstörung ergibt sich aus psychischen Phänomenen, die man als Prägung bezeichnet, und biologischen Abbauzeichen, zu denen sich dominierende psychiatrische Symptome (Verwirrtheit) gesellen können.
Geronto-psychiatrische Pflege ist also (zumindest für mich) kein Spezialgebiet der Krankenpflege, sondern eine seelische Befindenspflege, mit der sich alle Pflegepersonen fundamental auseinandersetzen müßten. Geronto-psychiatrische Pflege ist aber, wie der Name schon sagt, eine rein «pflegerische Domäne», da nur diese Betreuungsgruppe auch eine ausreichende Ausbildung im somatischen Geschehen aufweist und damit psychische und somatische Phänomene verbinden kann. Die psycho-soziale Verantwortung um die Betagtenpflege soll nicht primär in Spitex- und Spitin-Anteile getrennt werden. Wenn wir eine vollständige Pflege (ganzheitlich) fordern, erfordert dies eine vollständige Pflegeperson.

Das bedeutet, daß in Zukunft die Ausbildung mehr auf die praxisrelevanten Fachkenntnisse ausgerichtet sein sollte und eine spitalexterne Ausbildung obligatorisch wäre (Praktikum).

3. Titulierung der geriatrischen Pflegepersonen

Wie schon im Absatz «medizinische Terminologie» erwähnt, gibt es für die verschiedensten Berufsgruppen, die heute in der Alterspflege tätig sind oder tätig werden wollen, die diversesten *Integrationsprobleme* (auch die klinische Psychologie samt Pädagogen macht sich derzeit ein recht breites Betätigungsfeld zu eigen). In diese Integrationsproblematik braucht sich das Pflegepersonal nicht einzumischen, da es ja von jeher vorhanden war. Für uns gilt es nur, unseren Stand zu halten und die Identifikationsschwierigkeiten der letzten Jahre zu überwinden (s. Kapitel Urheber, Religion und Ethik).
Da meine Pflegearbeit nicht forschende, sondern psychologiebezogene Inhalte trägt, schlage ich als Titulierung folgende Bezeichnungen vor:
a) sozial-medizinischer Dienst
b) Gerontotherapeut (Lachnot)
c) Assessmentschwestern.

4. Zum Wort «Pflegediagnose»

Das Wort «Pflegediagnose» wird hier aus Gründen der allgemeinen Popularität und Verständlichkeit verwendet. Es soll allerdings dem Begriff «ärztliche

Diagnose», die ja nur auf der Grundlage einer Untersuchung entstehen kann und eine naturwissenschaftlich fundierte Interpretation zuläßt, nicht gleichgesetzt werden. Bei dem Wort «Pflegediagnose» meine ich, daß Pflegepersonen Phänomene beim Patienten wahrnehmen und diese danach mit Menschenverstand (siehe historische Biographie) interpretieren sollten. Jede Beurteilung wirkt sich nicht zuletzt auf die zu setzenden Handlungen (Impulse) und Entscheidungen aus. Ich meine damit, daß praxisrelevante Maßnahmen erst nach einer aus der Praxis stammenden Diagnose und ihrer Interpretation patientenrelevante Handlungen ergeben können.

Die Pflegediagnose (Bedürfniserhebung) erscheint mir aus mehreren Gründen unumgänglich, um eine tatsächliche Fachpflege durchführen zu können.

1. Durch die Pflegediagnose sollen die verschiedenen *Lebensweltperspektiven* (Spitex und Spitin) untersucht werden, um die subjektive Welt der Betagten (Altgedächtnis) und ihre objektiven Welt- und Lebensbedingungen zu erfassen und zu verstehen.
2. Die Lebensweltanalyse ist die Voraussetzung dafür, daß beim Pflegepersonal ein adäquates Verständnis für die Situation der alten Menschen gewährleistet ist und es zu effektiven und angemessenen Formen der Betreuung und Intervention finden kann.

   Man lernt dabei, die Lebenswelt der Alten zu betreten, und dies bedeutet mehr, als sie im Heim oder in der Wohnung zu besuchen (differentialdiagnostischer Ausgang). Das bedeutet, daß wir den jeweiligen Lebensraum mit «ihren Augen» sehen lernen, die Gefühle mit Akzeptanz und Empathie nachempfinden können. Es sind nicht die Lebensweltperspektiven der Jungen oder der Helfer, die sie zu einer angemessenen Altenarbeit führen, sondern die Betroffenen selbst.

3. Die Pflegediagnose wird zu einem *Ordnungsinstrument*, das darauf folgende gezielte Interpretationen und die daraus resultierenden Handlungsimpulse zuläßt.
4. Psychiatrische Pflege wird dadurch überprüfbar und nachvollziehbar. Es kann dadurch das heute noch herrschende diffuse Allerlei der Betreuung eingestellt werden.
5. Mit der pflegerischen Diagnosestellung durch eine Betreuungsperson stellen wir gleichzeitig die pflegerische Kompetenz und Zuständigkeit für die seelische Bedürfnispflege klar.

5. Die Arbeit aus der Biographie – mit Literaturhinweisen

Ich möchte vorwegnehmen, daß die Erfindung, aus Lebensgeschichten Erfahrungen für die Zukunft zu gewinnen, nicht von mir stammt. Seit der Zeit der Römer wurden wissenschaftliche Versuche angestellt, Auswertungen aus biographischem und autobiographischem Material, meist in philosophischer und sozial-wissenschaftlicher Sicht, zu gewinnen. Die Autobiographie und Biographieforschung

schlechthin sind also keine modernen Erfindungen, sondern geschichtlich hinlänglich bekannt.
Es finden sich in der Geschichte (fragmentarisch gesehen) Arbeiten von:

- Augustinus: Lebensdarstellung als Bilanzierung
- Petrarca
- Rousseau: Bekenntnisbiographie
- Nietzsche: Lebensphilosophische Auffassung
- Dilthey: als Psychologe die Biographie zu verstehen, Ordnung zu schaffen und ein System hineinzubringen
- Husserl: beschäftigte sich mit der Wechselwirkung zwischen wichtig und unwichtig
- Freud: analytisch orientiert
- Goethe: Dichtung und Wahrheit.

Es liegen auch Werke moderner Fachexperten vor, die die Richtung der sozialwissenschaftlichen Biographieforschung eingeschlagen haben, z. B. von:

- Rosenmayer
- Petzold.

Um in anthroposophischer Richtung mit der Eigenbiographie umzugehen, ist die von Rudolf Steiner verfasste «Biographische Workshop-Therapie» geeignet.
Es geht dabei darum, die Begegnungen mit Menschen aus der Biographie zu untersuchen, negative und positive Wertschätzungen zu klassifizieren («was tat der Mensch, dem ich positiv oder negativ gegenübertrat, rückblickend für mein Leben»).

6. Interpretation der Biographie

«Biographie ist der Königsweg zur Kenntnis oder Selbsterkenntnis eines Menschen» schreibt Rosenmayer in seinem Buch «Die späte Freiheit». Dabei gibt er zu bedenken, daß es anscheinend unmöglich ist, sich selber oder auch anderen gerecht zu werden und objektiv bleiben zu können.
Selbst Goethe betitelte doch seine Autobiographie als «Dichtung und Wahrheit», da er anscheinend wußte, daß jede eigene Lebenszusammenfassung eine Mischung zwischen Wahrheit, Veränderung, Vergessen, Ich-Identität und unterschiedlichster Aktualität und Inaktualität darstellt.
Schwieriger als die Autobiographie ist natürlich die Beschäftigung mit einer *Fremdbiographie* und ihre Deutung. Wird sie doch mit fremdem Fachwissen überlagert, wobei auch emotionell geprägte Überlegungen mit hineinfließen.
Trotzdem, und dies schrieb ein Mann wie Dilthey, ist die Beschäftigung mit den anderen «ein soziales Werk» und führt durch Rekonstruktions- und Deutungsarbeit zum Ergebnis, daß Energie zur Besinnung frei wird sowie zur Erkenntnis, daß Eroberungsarbeit vitalitätssteigernd sein kann.
Dilthey meint ferner, daß die Biographie die Rekonstruktion von Erlebniszusammenhängen und ihrer faßbaren Objektivität darstellt. Die Qualität der Interpretation wird natürlich immer abhängig von Aus- und Fortbildung und verknüpft mit eigenen Lebenserfahrungen sein. Sie ist auch vom prinzipiellen therapeutischen «Setting» abhängig. Das heißt, daß bei der Erhebung einer pflegerischen

Diagnose eine Spitex-Ausbildung (Milieustudie) erforderlich ist.
Die von der Pflegeperson erhobenen Interpretationen können entweder gestalthaft von sich selbst angeboten erscheinen oder auch vom Team modelliert und gesucht werden.
Die Interpretationen erfolgen aufgrund der singulären und historischen Daten und der daraus geprägten ehemaligen und üblichen Handlungen unserer Patienten (Altersgedächtnisleistung als Kollektivbiographie).
Ein psychiatrisches Grundwissen (Daseinsanalyse z. B.) ist von Vorteil, jedoch nicht Voraussetzung für die Interpretationen.

7. Therapeutische Intervention – Pflegemaßnahmen oder Impulse

Die pflegerischen Maßnahmen, oder noch besser Impulse, sind prinzipiell nicht verhaltenstherapeutischer, daseinsanalytischer oder gar ärztlich naturwissenschaftlicher Natur, sondern subsumieren sich aus dem *banalen, einfachen Leben unserer Patienten*. Dies ist wahrscheinlich auch der Grund des Funktionierens!? Es sind also empirische Ergebnisse, abgeleitet vom Patienten für den Patienten.
Die therapeutischen Aktivitäten (Impulse) sind auf *veränderungsbedürftige Zustände* (Vorgänge) bei unserem a) Patienten, b) dessen Familie oder c) dessen Betreuer (wer hat das Problem?) ausgerichtet.
Mit der Durchführung von Impulsen muß nicht immer ein explizites Ziel bezeichnet werden, aber

eine klare Richtung, die für alle in der Betreuung (Spitin et Spitex) gelten, angegeben werden.
Die Impulssetzung (Bestimmung) soll zu einer optimalen Klarheit und Einfachheit der Betreuungsziele hinführen und auch im Umfeld des Kranken verstanden werden (Ciompi, Lernfälle).
Die pflegerischen Impulse sind Handlungen, die sichtbare, greifbare Störungen beheben bzw. Eigenartigkeiten und Abartigkeiten (psychische Phänomene), unter denen der geriatrische Klient oder seine Umgebung leidet, verständlich machen.
Ich verwende hier gezielt das Wort «Störung» und nicht «Krankheit», da diese Terminologie, d.h. die Interpretation der Erkankung, nur dem Arzt zusteht. Daher wird in meiner Literatur auch der Begriff des «symptomspezifischen Verhaltens» verwendet, ohne auf die ursprüngliche Krankheit oder ihre Ätiologie einzugehen.

8. Die Entwicklung der Pflegestruktur nach Böhm

a) Lehrsatz-Theorie
Beim alten Menschen ist das Altgedächtnis erhalten, das Neugedächtnis hingegen insuffizient bis nicht mehr vorhanden. Wenn dieser Lehrsatz stimmen sollte, fiel mir ein, müßte ich in das Leben meines Klienten eindringen, müßte seine Biographie als therapeutischen Ansatz benutzen.

b) Beobachtung des Basispersonals
Bei der Beobachtung des Basispersonals stellte ich fest, daß ich sehr frustrierte, resignierte, psy-

chosomatisch überforderte Menschen usw. auf der Station hatte.
Wir wandelten unser vorerst hierarchisch geführtes Haus in ein teamfreudiges um. Dabei stellte ich fest, daß sich Reden mit Handeln nicht deckt. Das heißt, wir hatten sehr viel darüber gesprochen, was alles gemacht, geändert, gehört werden sollte – doch nichts passierte. Folgerung: Ich mußte mir und meinen Leuten *Sinn* geben. Arbeit mußte zum Hobby werden. Ich mußte ein System, eine Ordnung, eine Richtlinie in die Betagtenpflege bringen.

c) Im Spitex-Bereich (den ich mir selbst schuf) lernte ich vom Betagten (in der Praxis), daß der Lehrsatz stimmt. Altgedächtnisleistungen, auch emotionaler Natur, haben sogar bei stark dementiell veränderten Menschen animierenden Charakter. So studierte ich jeden einzelnen Patienten und schrieb die so gewonnenen Erfahrungen (Lebenserfahrung) nieder. Ich lernte «Geschichte» in einem ganz anderen Zusammenhang zu sehen. Ich lernte vom Betagten für den Betagten in der Betagtenpflege!
d) Erst in der dritten Phase machte ich Versuchsstudien, ob und wie weit meine Patienten (aus der Unterschicht) Gemeinsamkeiten hätten und wie weit diese therapeutisch verwertbar gemacht werden könnten. Ich gewann den Eindruck der Ghetto-Situation, die ich in meinem Buch «Verwirrt nicht die Verwirrten» übersichtlich dargelegt habe.
e) Erst in einer nächsten Phase führte ich Vergleichsstudien durch, wobei ich heute die Sym-

ptome, Eigenartigkeiten, Prägungen meiner Patienten mit ihren prämorbiden Behinderungen, ihren seelischen Störungen, ihren seelischen Prägungen und Sozialisationen der singulären Biographie über die historische Biographie stelle.

Schlußwort

Den Abschluß meiner Broschüre möchte ich mit einem Wort von Anja Menk (Oberschwester, Klinik für Geriatrie am Stadtspital Waid) beginnen. Sie schreibt:

«Die heutige Situation in der Geriatriepflege kann nur verbessert werden, wenn man sie der Akut-Pflege gleichstellt. Das setzt voraus, daß die Pflegenden ihre Einstellung zu den Geriatriepatienten überprüfen und ändern, daß sie von der traditionellen, dienenden Pflege zur kreativen, aktivierenden und fördernden Pflege übergehen.

Die Pflegedokumentation, die Pflegediagnose, ist als ein Ansatz ganzheitlicher Pflege zu verstehen, d.h. sie ist keine Alternative zur Medizin (als Naturwissenschaft), sondern eher eine von vielen komplimentären Methoden. Es soll also auch in der Pflege ein Paradigmawechsel stattfinden, der multifaktorielle Schlüsse zuläßt. Die Abkehr von objektiven und die Hinwendung zu dynamischen Zusammenhängen, ein Netzwerk von Beziehungen, wäre dazu erforderlich. Pflegediagnose als ganzheitliche Pflege sollte also den Menschen als Ganzes in seinem sozialen Rahmen und seiner natürlichen Umwelt sehen.»

Fest steht, daß in der heutigen, bestehenden geriatrischen Pflege sehr viele Personen an einem Burnout-Syndrom leiden. Deshalb sollten Vorgesetzte, die für die Psychohygiene und die Gesundheitserziehung ihrer Pflegepersonen zuständig sind, die Gründe dafür vermeiden. Das heißt, daß gerade sie sich mit Pflegediagnose zu beschäftigen hätten, um ihrem Personal das Terrain zu ebnen. Die Vorgesetzten müssen dem Basispersonal ebenfalls die Möglichkeit schaffen, wirklich arbeiten zu können. Die Pflegediagnose verhilft zu einem besseren Berufsbild, einem besseren Berufsleitbild und einer Erhöhung des Pflegeimages. Sie ist ein Mittel gegen das Burnout-Syndrom und ein Mittel, Zeit zu gewinnen, sowohl für die Pfleger wie die Patienten. Diese Qualitätssicherung führt zur Würde der Alten und zur Ich-Stärke der Jungen.

Zum Schluß meiner Broschüre möchte ich mich Vertretern der Meinung der modernen, systemorientierten Überlegung anschließen, die sagen, daß es eine reine, sachliche, objektive Wissenschaft nicht gibt, denn auch der noch so ernste Wissenschaftler ist Mensch und wird so von Emotionen, eigenen Einflüssen und seiner eigenen Biographie nicht wertneutral, sondern menschlich, parteilich, subjektiv beeinflußt.

Es ist meine Sicht, aus der ich folgendes Angebot mache: Schaut Euch meine Pflegeforschungsergebnisse an, vielleicht könnt Ihr etwas davon brauchen, verwenden oder übersetzen. Schaut Euch alles genau an, behaltet, was Ihr braucht.

Wenn ich also heute sage: «So ist es», muß ich hinzufügen: «aus meiner Sicht, in meiner Perspektive.» Ich würde es schön finden, wenn sich sehr viele Menschen ihr anschließen könnten.

Literaturhinweise

Ethik

Biri, Y.: Agieren statt reagieren. Schweizer Spital 12/1987.

Böhm, E.: Was hilft gegen das Burnout-Syndrom? Soziale Berufe 6/1983.

Böhm, E.: Krankenpflege – Brücke in den Alltag. Bonn: Psychiatrie-Verlag, 1985.

Böhm, E.: Verwirrt nicht die Verwirrten. Bonn: Psychiatrie Verlag, 1988.

Bürki, G.: Gesundheitspolitik im Umbruch. Schweizer Spital 12/1987.

Dittrich: Aufgabe der Pflege in der Altenarbeit. Österr. Krankenpflege-Zeitung 6/1986.

Ehrenreich, B.: Hexen, Hebammen und Krankenschwestern. München: Frauenoffensive, 1975.

Feuerstein, A.: Gesundsein – Eine Lebenskunst. Österr. Krankenpflege-Zeitung 6/7/1984.

Flieder M.: Emanzipation von der Frauenrolle – Voraussetzung zur Berufsrollen-Emanzipation. Die Schwester – der Pfleger 9/1986.

Fromm, E.: Die Kunst des Liebens. Berlin: Ullstein Materialien, 1980.

Grauhan, A.: Berufsethische Normen. Deutsche Krankenpflege-Zeitschrift 7/8/1985.

Grünewald, E.: Psychohygiene am Arbeitsplatz. Österr. Krankenpflege-Zeitung 6/1976.

Hummel, K., Steiner-Hummel, I. (Hrsg.): Wege aus der Zitadelle. Hannover: Vincente, 1986.

Keupp, H.: Psychosoziale Praxis im gesellschaftlichen Umbruch. Psychiatrie-Verlag, 1987.

Längle, A. (Hrsg.): Wege zum Sinn. München: Piper, 1985.

Menk, A.: Bedürfnisse der Pflegenden und Gepflegten. Schweizer Spital 3/1987.

Minsel W.R., Scheller, R.: Brennpunkte der Klinischen Psychologie. Band 3 und 5). München: Kösel, 1983.

Schröder M.: Ethische Normen in der Pflege. Deutsche Krankenpflege-Zeitschrift 7/8/1985.

Solidaritäts-Arbeitsgruppe: Mädchen für alles. Soins infirmiers 9/1987.

Steppe, H.: Die historische Entwicklung der Pflege. Deutsche Krankenpflege-Zeitschrift 5/1985.

Prägungs- und Biographieforschung
Arns, W., Jochheim, K.A., Remschmidt, H.: Neurologie und Psychiatrie. Stuttgart: Thieme, 1983.
Brecht, B.: Liebesgedichte. Frankfurt: Insel, 1986.
Ciompi, L.: Sozialpsychiatrische Lernfälle. Bonn: Psychiatrie-Verlag, 1985.
Dörner, K., Plog, U.: Irren ist menschlich. Bonn: Psychiatrie-Verlag, 1986.
Dörner, K., Egetmayer, A., Koenning, K.: Freispruch der Familie. Bonn: Psychiatrie-Verlag, 1987.
Doucet, F.W.: Geschichte der Psychologie. Bindlach: Gondrom, 1985.
Dundes, A.: Sie mich auch. Das Hintergründige in der deutschen Psyche. Weinheim: Beltz, 1985.
Dührssen, A.-M.: Die biographische Anamnese unter tiefenpsychologischen Aspekten. Göttingen: Vandenhoeck & Ruprecht, 1986.
Ferenczi, S.: Bausteine zur Psychoanalyse. Berlin: Ullstein, 1984.
Friedmann, A., Thaus, K.: Leitfaden der Psychiatrie. Wien: Maudrich, 1987.
Grond, E.: Praxis der psychischen Altenpflege. Gräfelfing: Weck-Verlag, 1987.
Halhuber C. (Hrsg.): Notfälle in der Inneren Medizin. München: Urban & Schwarzenberg, 1987.
Harpprecht, K.: Am Ende der Gemütlichkeit. Wien: Kremayr & Scheriau, 1987.
Kielholz, P., Adams, C. (Hrsg.): Der alte Mensch als Patient. Berlin: Deutscher Ärztebuch-Verlag, 1986.
Kreisky, B.: Zwischen den Zeiten. Wien: Kremayr & Scheriau, 1986.
Legewie, H.: Alltag und seelische Gesundheit. Bonn: Psychiatrie-Verlag, 1987.
Loch, W.: Über Begriffe und Methode der Psychoanalyse. Bern: Hans Huber, 1975.
Lowy, L.: Soziale Arbeit mit älteren Menschen. Freiburg, Lambertus, 1981.
Maimann, H.: Die Kälte des Februars. Wien: Wiener Volksbuchhandlung.
Morris, D.: Der nackte Affe. München: Droemer Knaur Verlagsanstalt.
Petzold, H., Bubolz, E.: Psychotherapie mit alten Menschen. Paderborn: Junfermann, 1980.
Platt, D.: Funktionsstörungen des Gehirns im Alter. Stuttgart: Schattauer, 1981.

Pöldinger, W.: Somatisierte Angst und Depressivität. Basel: Karger, 1984.
Pongratz, F.: Soziologie. Hannover: Vincentz, 1987.
Ringel, E.: Zur Gesundung der österreichischen Seele. Wien: Europa, 1987.
Ringel, E.: Die österreichische Seele. Wien: Böhlau-Verlag, 1986.
Ringel, E.: Die ersten Jahre entscheiden. Jungbrunnen. 1987.
Rosenmayr, L.: Die späte Freiheit. Berlin: Siedler, 1983.
Springorum, G., Knaesche, A.: Schön ist anders. Bonn: Psychiatrie-Verlag, 1986.
Wallraff, G.: Ganz unten. Köln: Kiepenheuer & Witsch, 1985.
Wehle, P.: Sprechen Sie Wienerisch? München: Überreuter, 1980.